推拿師的

解剖生理&伸展教科書

上原健志 著
魔術之手推拿師學院代表
解剖生理學講師／全美NSCA認證私人教練

石井直方 監修
東京大學榮譽教授

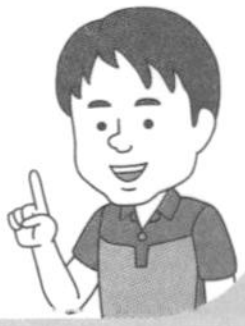

前言

「老師，有沒有值得推薦的解剖生理學相關書籍？」

每年都有兩千多名推拿師蒞臨我舉辦的工作坊，而每次舉辦時，總免不了有人問我這一類關於書籍的問題。有趣的是，這些人之中大部分已經擁有好幾本類似的相關書籍，和他們稍微閒聊後發現，他們其實不是真的要我多推薦幾本好書，他們真正需要的是了解如何學習。

每每遇到這種情況，我總是以地圖為例向他們說明。我想大家的想法應該和我一樣，假設是像住家或車站附近等原本就已經很熟悉的區域地圖，應該看幾眼便能立即輕鬆掌握，但如果是不曾造訪過的區域地圖又會如何呢？可能完全摸不著頭緒吧。但問題並非出在地圖身上，同樣一份地圖，是簡單易懂，還是有看沒有懂，端看使用地圖的那個人。只要造訪過那個城鎮，即便只有一次，比起再詳細的地圖，實際造訪的印象更有助於理解那個城鎮。

解剖生理學書籍亦是同樣道理，原本就熟知身體構造的人和什麼都不知道的人，閱讀同一本解剖書的觀點也會截然不同。也就是說，提出一開頭那個問題的人，他們需要的並非不斷尋找簡單易懂的書籍，以剛才的地圖來說，他們需要的是實際走訪那些地方，而以解剖生理學來說，他們需要的是實際觸摸、活動和理解。因此，我認為大家需要的並非硬背起來的「默記」，而是透過讓身體熟悉的「印象」來加以理解。

這也是為什麼我將實用的「拉伸技法」和「解剖生理學」這個困難的主題結合在一起的理由。重點在於除了閱讀這本書以外，更同時透過觸摸身體來加深理解，期望這種方式能對大家在臨床上的治療有所幫助。另一方面，也誠心希望大家藉由拉伸來感受宛如暢遊人體之旅的「親近感」。

二〇二〇年六月　上原健志

CONTENTS

Chapter 2

改善肩膀僵硬

Chapter 3

改善手臂疲勞

Chapter 4

改善腰痛

Chapter 5

改善臀部疲勞

Chapter 6

改善髖關節疲勞

Chapter 7

改善大腿部位的疲勞

Chapter 8

改善小腿部位的疲勞

序章

確實理解
身體的動作！

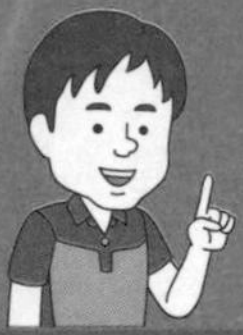

先備知識：肌肉・骨骼・關節・神經之間的關連性

「想要讓身體變柔軟」、「想要端正良好姿勢」、「想要預防傷害」

拉伸的目的五花八門，但我們身為施術者，應該隨時將注意力擺在人類身體的「動作」上，為客戶進行按摩的推拿師尤其如此。然而我們總免不了會將目光擺在肌肉僵硬或緊繃等身體組織的狀態上。無論是讓運動員提升運動表現、讓高齡者有安定的步伐並改善姿勢，都必須從理解人類身體的「動作」開始。

事實上，會基於這種**「改善動作」的觀點**去治療客戶的推拿師真的少之又少。如果你也想習得為他人進行拉伸治療的一身好本領，建議你愈深入理解「動作」，這樣一來，技術肯定會愈好。而話說回來，**「動作」的機制究竟為何呢**？

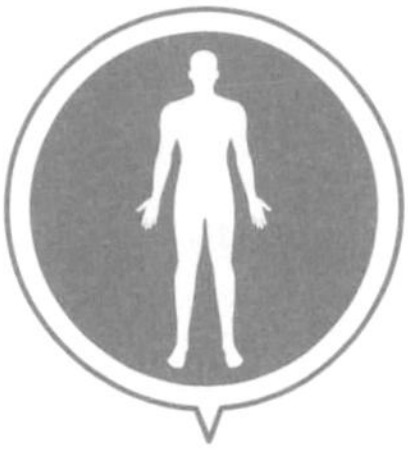

人體動作由「肌肉・骨骼・關節・神經的團隊合作」構成

說到拉伸，想必大家容易直接聯想到肌肉，但**我們的身體動作其實是仰賴「關節」活動。關節由骨骼連結而成，再進一步由肌肉驅動關節活動**。至於**傳達命令**要肌肉動起來的則是**神經**。換句話說，我們必須理解身體動作並非僅仰賴肌肉，還必須有跟肌肉息息相關的**各部位一起共同合作**。

那麼，當這個團隊瓦解時會發生什麼事呢？我們試著以運動團隊為例向大家說明。

假設你是國內最強足球隊的教練，在某個賽季中，選手的身體狀況非常好且一切準備就緒，唯獨有一個相當大的問題。

那就是「選手之間的感情非常不好」。

我再重申一遍，這個足球隊裡的每一位選手都十分優秀，每一個人的身心也都處於極佳狀態，唯獨彼此之間的關係十分不融洽，整個隊伍各自為政，完全無法團結合作。在這樣的狀態下，團隊能夠贏得比賽嗎？當然贏不了啊。然而周遭人無法理解，畢竟每位選手一點問題都沒有，身為教練的你只能不斷承受一波波「選手明明那麼優秀，怎麼還是贏不了呢？」的質疑攻勢。

事實上，同樣現象也會發生在我們的身上。肌肉沒有問題，沒有任何神經性疾病，X光檢查時骨骼和關節也都正常無異狀……但就是「腰很痛」！大家是否曾有這樣的經驗？也就是說，**身體各個組織雖然沒有問題，但由於彼此之間無法共同合作，導致身體產生不適症狀**。不只腰痛，也可能發生原因不明的肩頸僵硬、五十肩、膝痛、落枕等多種惱人症狀。

當然了，若有明確的病因，那就屬於醫師和治療師（有證照）的專業範疇，但通常會找上推拿師的多半屬於這種「**沒有異常卻有症狀**」，也就是「非特異性症狀」的人。

我之所以選定解剖生理學和拉伸技法作為本書主題，最主要是希望讓大家知道**拉伸的最大魅力**是促使與身體動作密不可分的**肌肉**、**關節**、**骨骼**、**神經等組織攜手合作**，**亦即改善團隊整體表現**，而稍後也會為大家介紹拉伸的詳細效果與作用等理論知識。實際上，根據我客戶的說法，拉伸治療不僅能減輕疼痛，還有助於靈活使用身體，甚至有種能輕易做到原本做不到的動作的錯覺。除了當事人本身的感覺外，周遭人也能一眼看出發生在當事人身上的變化。

或許有些人覺得：「平時常做拉伸運動，但好像沒有什麼變化……」沒錯，大部分的人將拉伸本身視為「目的」，導致無法發揮拉伸原本作為「手段」該有的功效。只要清楚掌握什麼症狀該採用什麼拉伸技法，又該如何進行，就能像廚師分別使用功能不同的菜刀一樣，**根據症狀進行適當的拉伸治療**。為客戶提供最精準的拉伸治療……這不就是身為推拿師的魅力所在嗎？

除此之外，在我設立的推拿師取向的「身體補習班」，以及魔術之手推拿師學院（Magic Hands Therapist Academy）裡，都設有解剖生理學相關課程。

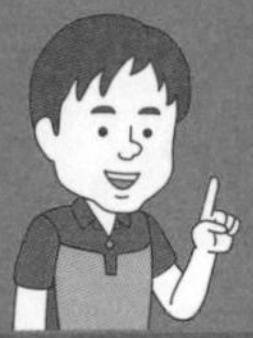

Chapter 1

過度使用手機，
造成頸部
不適複雜化！

改善
頸部僵硬

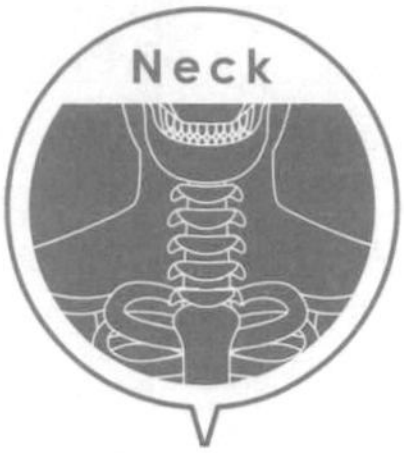

頸部僵硬的原因

讓我們先從頸部看起。頸部僵硬和疲勞是一種很不可思議的現象，因為這些現象幾乎不會出現在頸部前側，十之八九都在頸部後側。原因出在頸部所承受的與眾不同的負荷。

請大家試著想像一下，臉部朝向正面，然後放鬆不用力會怎麼樣？頭部會因為重量關係而逐漸落在頸部前方。如圖所示，**頸部骨骼（頸椎）落在身體後方**所產生的現象。也就是說，**頸部持續將頭部向後拉**，久而久之自然造成頸部僵硬。

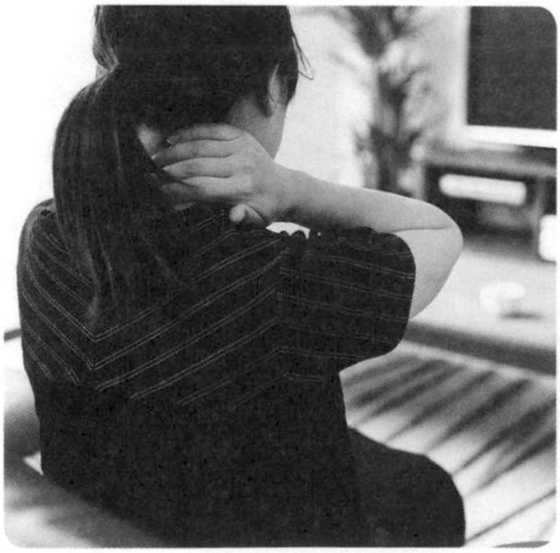

使用手機時的斜角肌

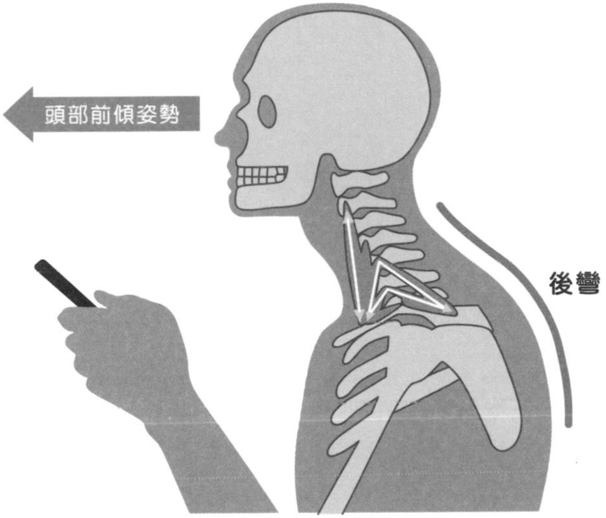

若使用手機的姿勢造成駝背，斜角肌會因為一直被向後拉而處於緊繃狀態。久而久之，斜角肌逐漸僵硬，頸痛、頭痛、手臂發麻等症狀也會隨之陸續出現，這種情形稱為「斜角肌症候群」。

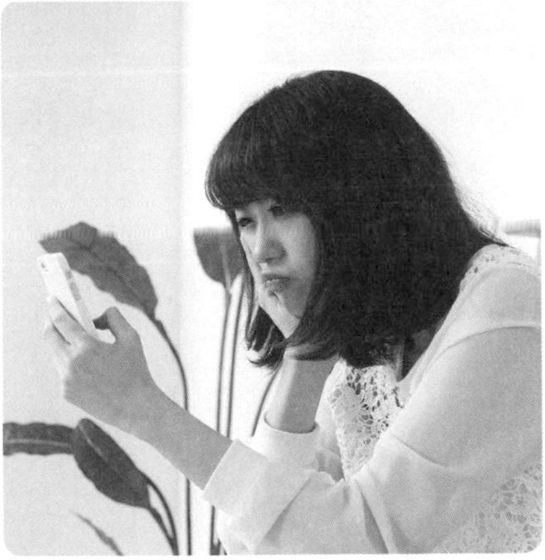

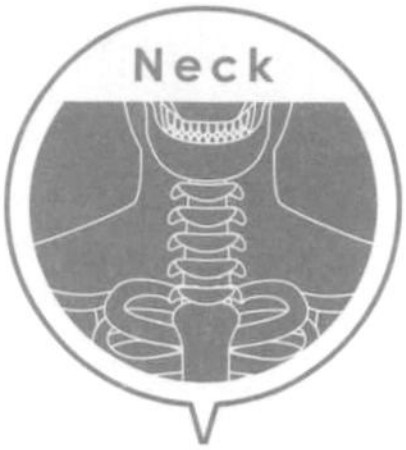

頸椎過直是什麼意思？

造成頸部僵硬的另外一個原因是**智慧型手機和電腦的日漸普及**。操作這些機器時，我們通常只動眼睛（眼球）而不動頭部。回想我還是學生的那個時代，由於當時尚未有手機文化，所以根本不會有長時間「不動」頸部的情況發生。我認為像這樣身體跟不上科技發展速度而引起的不適症狀其實還有很多，尤其是頸部，像是頸椎歪斜就是顯而易見的例子。

承受過大負荷而導致頸椎過直的肌肉是**枕下肌群（左圖）**。如大家所見，這些肌肉構造極為複雜，**若長時間不活動，容易連帶造成其他許多肌肉逐漸變僵硬**。我們的頸部構造讓我們可以做出十分精細的頸部動作，但功能即便再好，仍舊可能因為長時間的手機或電腦作業而使肌肉變硬而逐漸退化。

枕下肌群

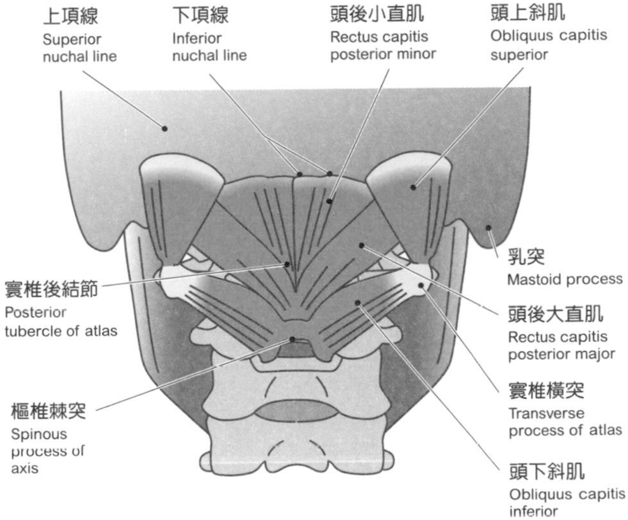
上項線
Superior nuchal line
下項線
Inferior nuchal line
頭後小直肌
Rectus capitis posterior minor
頭上斜肌
Obliquus capitis superior
乳突
Mastoid process
寰椎後結節
Posterior tubercle of atlas
頭後大直肌
Rectus capitis posterior major
寰椎橫突
Transverse process of atlas
樞椎棘突
Spinous process of axis
頭下斜肌
Obliquus capitis inferior

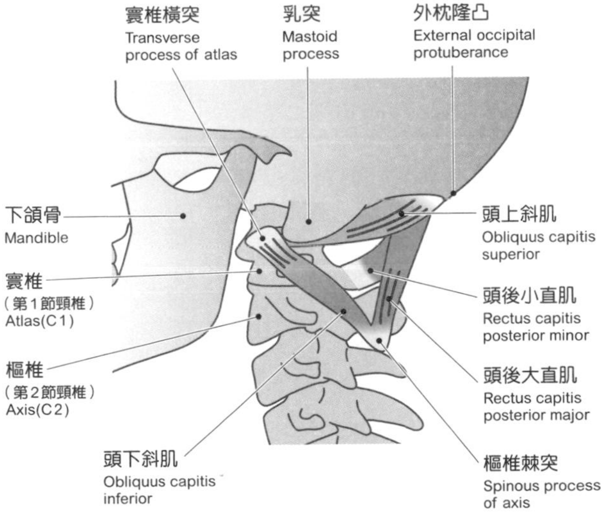
寰椎橫突
Transverse process of atlas
乳突
Mastoid process
外枕隆凸
External occipital protuberance
下頷骨
Mandible
頭上斜肌
Obliquus capitis superior
寰椎
（第1節頸椎）
Atlas(C1)
頭後小直肌
Rectus capitis posterior minor
樞椎
（第2節頸椎）
Axis(C2)
頭後大直肌
Rectus capitis posterior major
頭下斜肌
Obliquus capitis inferior
樞椎棘突
Spinous process of axis

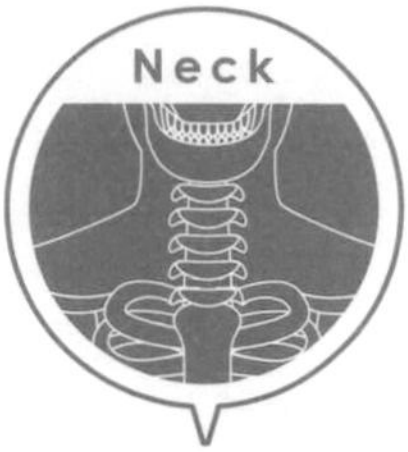

檢查頸部活動情況

本書一開頭就曾經提過人體「動作」的重要性，那麼，我們的**頸部動作又是什麼樣的機制**呢？現在讓我們逐一進行確認。頸部能夠朝各個方向轉動，平時我們或許沒有多加留意，但仔細觀察每個動作，會發現頸部運動並非單一性，而是組合式的複合性運動（如圖所示）。**「屈曲與伸展」**、**「右旋轉與左旋轉」**、**「右側彎與左側彎」**等是對比動作，而**連續依序進行上述動作則稱為「環繞運動」**。

接下來，我們將從這些動作中挑選幾項比較重要的，並且鎖定執行這些動作的主要「肌肉」。另外，每個動作都有**所謂「正常可動範圍」的活動平均值**，我們也會針對這個部分加以說明。

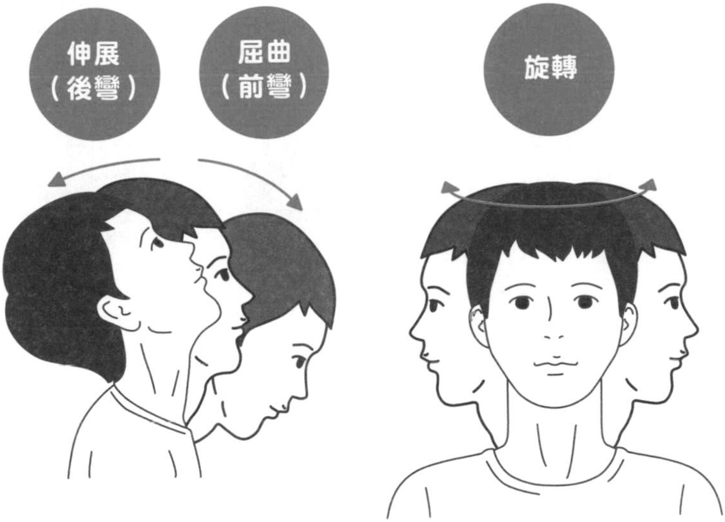

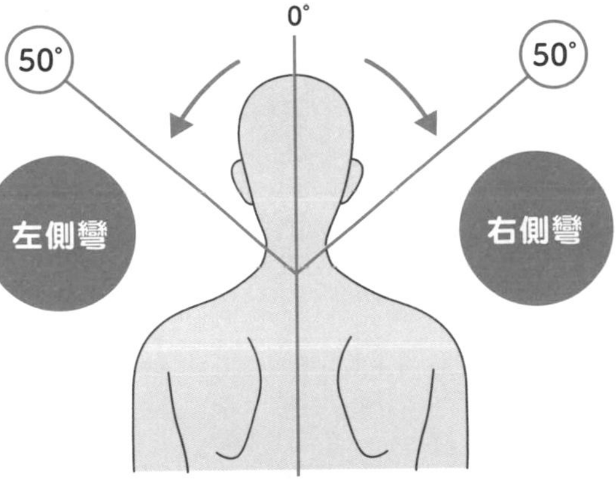

頸部運動由三種動作組合而成。這三種動作各有各的「正常可動範圍」，平時養成好習慣，仔細觀察患者的實際可動範圍和正常可動範圍之間的差異。

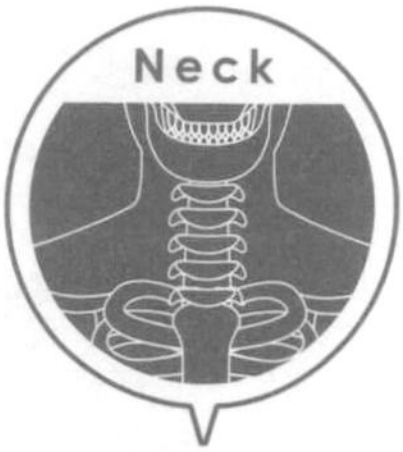

頸部的「屈曲」與「伸展」

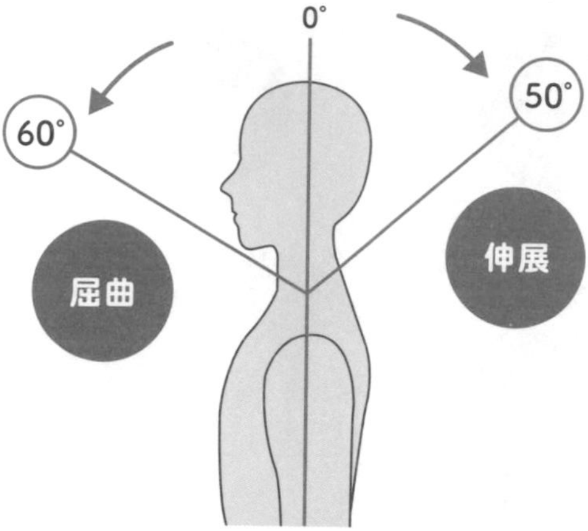

伸展可動範圍比屈曲可動範圍小10度。而車禍等意外造成頸椎「過度伸展」的狀態則稱為「鞭甩症候群」。

首先是**屈曲**和**伸展**。簡單說，朝下是屈曲，朝向天花板是伸展。假設**朝向正面的狀態是0度，則正常可動範圍為屈曲60度，伸展50度**。換言之，未達正常可動範圍的狀態稱為「僵硬」，超過正常可動範圍的狀態稱為「柔軟」。若要量測最精準的角度，可以使用「角度測量器」，然而熟能生巧後，只要看到動作，即可判斷是柔軟或僵硬。建議大家**養成每天觀察並熟記各關節正常可動範圍的習慣**。

接下來是「肌肉」。無論屈曲或伸展，並非想做就做得到，必須仰賴固有肌的牽引。那麼，有哪些肌肉和頸部屈曲有關呢？請看下一頁。

首先，從**胸鎖乳突肌**開始。不經意將頭轉向側邊，浮現於頸部前方的肌肉就是胸鎖乳突肌。胸鎖乳突肌是左右對稱的一對肌肉，左側或右側作用（單側收縮）時，頸部進行旋轉或側彎運動，但左右兩側同

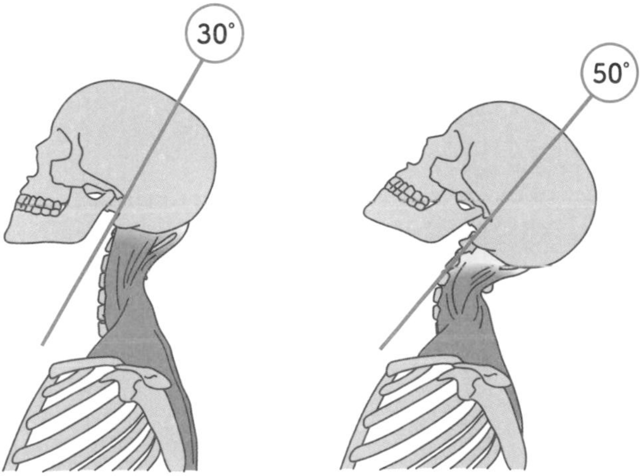

僵硬　只能伸展30度左右的狀態。希望大家能一眼看出與正常可動範圍之間的差異。

柔軟　伸展的正常可動範圍大約是50度。

時收縮的話，則和屈曲運動有關。我想身為推拿師應該很清楚，**胸鎖乳突肌的形狀非常細，是一對難以精準施以按摩的肌肉**，也因此拉伸會是比較有效的治療手法。

胸鎖乳突肌異常時可能出現的症狀

・落枕（鞭甩症候群）　・斜頸

※肌肉有**「起點」**和**「終點」**之分，骨骼肌的兩端各自附著於骨骼處稱為起點和終點。

起點　靠近身體側的一端，肌肉收縮時的活動度比較小。

終點　遠離身體側的一端，肌肉收縮時的活動度比較大。

處置肌肉

頸部屈曲・胸鎖乳突肌

Sternocleidomastoid

胸鎖乳突肌

臉部轉向側邊時浮現的肌肉，是頸部肌肉中最醒目的一對肌肉。兩端各附著於鎖骨頭和胸骨頭，仔細觸摸一定感覺得到！

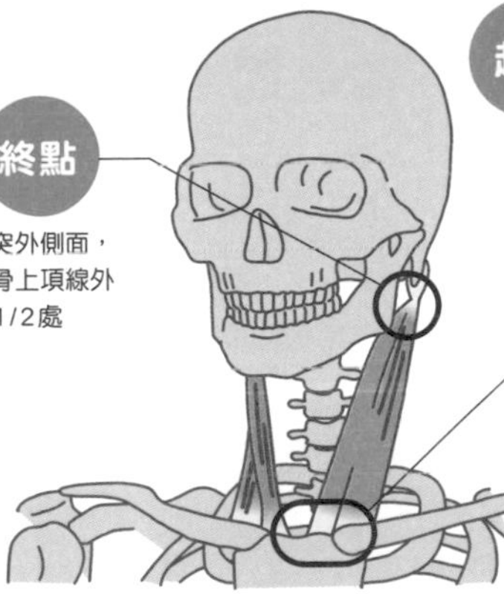

起點
胸骨頭：胸骨柄前面上緣
鎖骨頭：鎖骨內側1/3上緣，前面

支配神經
副神經脊髓根頸神經前支（C2～C3）

功用
頭部的向前移動、頸部伸展。單側作用時，頸部往對側旋轉；用力呼吸時，上提胸骨和鎖骨

一起尋找肌肉！

1 觀察胸骨頭

注意並確認醒目的胸骨頭起點和終點。

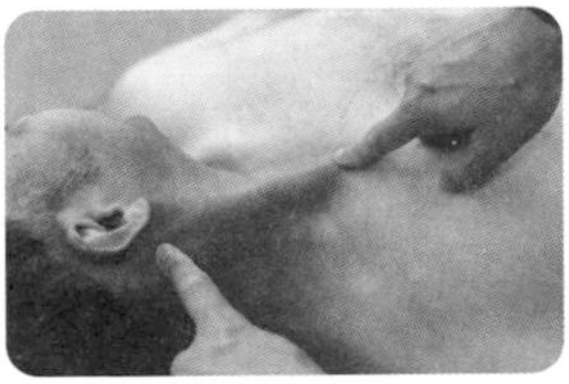

2 觀察鎖骨頭

鎖骨頭相對難以察覺，必須請對方稍微用力一些並進行確認。

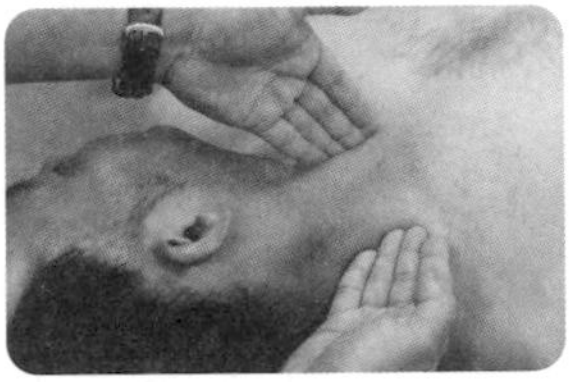

Scalene anterior

前斜角肌

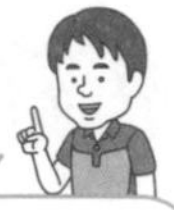

前斜角肌是呼吸肌肉之一，負責提起頸椎和第一肋骨，以及讓頸椎靠近第一肋骨以活動頸部。

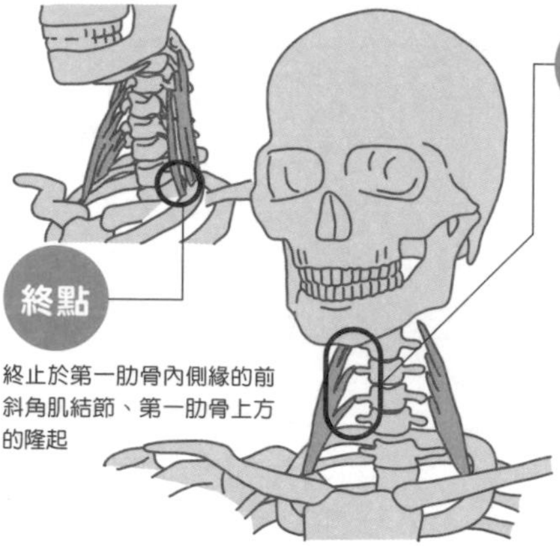

起點
C3~C6
橫突前結節

終點
終止於第一肋骨內側緣的前斜角肌結節、第一肋骨上方的隆起

支配神經
頸神經前支（C5~C7）

功用
第一肋骨上提、頸椎屈曲（輔助肌）；單側作用時，頸部往同側側彎、往對側旋轉

一起尋找肌肉！

1 觸摸感覺肌肉收縮

指腹置於胸鎖乳突肌和斜方肌上束纖維之間。透過輕度彎曲頸部，或者胸式呼吸來觸摸感覺肌肉的收縮。

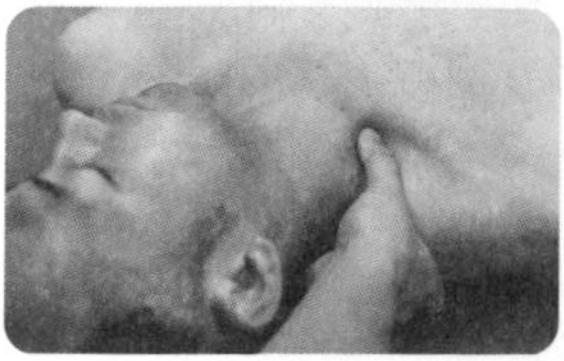

2 觸診斜角肌縫隙

前斜角肌和中斜角肌之間的斜角肌縫隙中有朝向手臂的臂神經叢通過，透過觸診來感覺手臂發麻的情況。

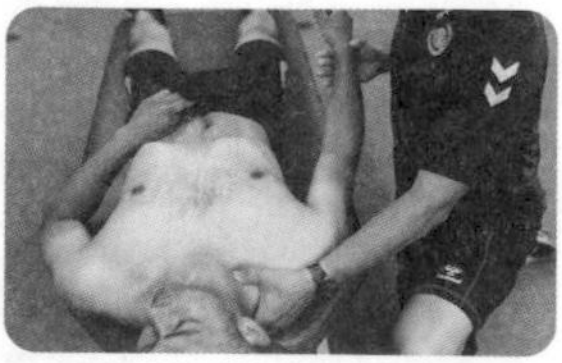

其次是**斜角肌**，由前斜角肌、中斜角肌和後斜角肌共同組成的肌肉。這三塊肌肉各有各的特色，前斜角肌是朝向手臂的神經和血管的通道；中斜角肌負責維持頸部穩定和姿勢；後斜角肌則是呼吸運動的輔助肌。相較於胸鎖乳突肌，斜角肌**位於身體深處，無法透過觸摸感覺得到**。若再加上有胸廓出口症候群等慢性疾病，**必須具備極為熟練的技術方能接觸到這塊肌肉**。

斜角肌異常時可能出現的症狀

- 落枕（鞭甩症候群）
- 胸廓出口症候群
- 姿勢不良

屈曲之後是伸展。簡單說就是「抬頭向上」的動作，如P18所述，對受到重力作用而時時向下沉的頸部來說，光是單純地朝向正面就必須進行伸展運動。而關於頸部伸展，最主要的運作肌肉非斜方肌莫屬，現在就讓我們一起來觀察斜方肌。

Trapezius

斜方肌

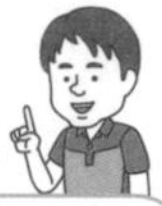

斜方肌是一塊三角形的扁平肌肉，分成上束纖維、中束纖維和下束纖維，中束纖維橫跨的範圍最大且最強而有力！

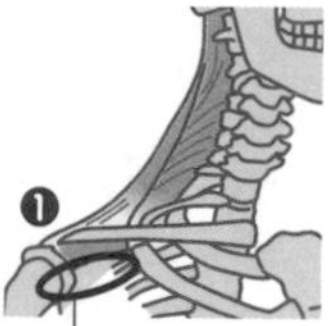

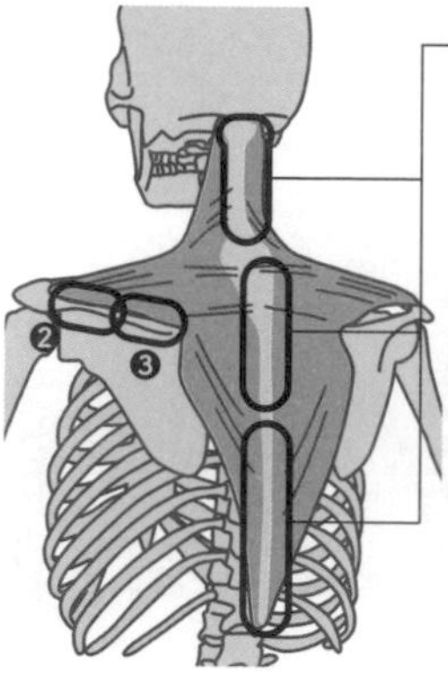

起點

上束：外枕隆凸枕骨上項線內側1/3處、項韌帶
中束：C7～T3棘突、棘上韌帶
下束：T4～T12棘突、棘上韌帶

終點

上束：❶鎖骨外側1/3後緣
中束：❷肩峰內側緣、肩胛棘後上緣
下束：❸從肩胛棘內側緣至內側1/3處的結節

功用

整體：肩胛骨上旋、內收
上束：肩胛骨上提、單側鎖骨上提、後縮、頭頸部伸展
中束：肩胛骨內收、輔助上旋
下束：肩胛骨下壓、內收、上旋

支配神經　頸神經叢前支（C2～C4）、副神經外支

一起尋找肌肉！

1 掌握整體樣貌

以雙側手肘的連結線為基準，找出T12的棘突，並確認棘突至枕骨的距離。

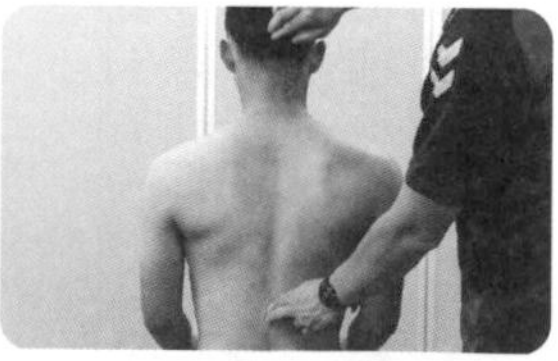

2 別忘記鎖骨終點

在多數人的印象中，斜方肌位於背部，但其實斜方肌上束纖維一直延伸至身體前側的鎖骨。

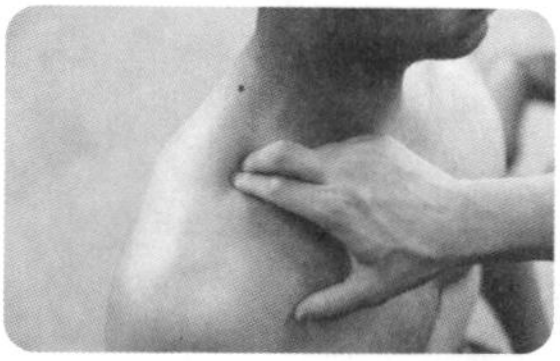

斜方肌非常有名，相信只要是推拿師，肯定知道這塊肌肉。如圖所示，斜方肌的面積很大，參與不少身體動作。**除了頸部以外，肩胛骨和軀幹動作也都和斜肌方有密不可分的關係**，因此斜方肌相對容易疲勞，也容易僵硬。基於這樣的緣故，若能確實處置斜方肌，肯定會有顯著的改善效果。然而遺憾的是，**能夠確實掌握斜方肌起點與終點的推拿師並不多**。而除了斜方肌以外，用心掌握各肌肉的動作也非常重要。

斜方肌異常時可能出現的症狀

- 落枕（鞭甩症候群）
- 肩膀僵硬、頸部僵硬
- 姿勢不良、駝背、圓背
- 肩胛骨動作障礙
- 緊張性頭痛

Splenius capitis

頭夾肌

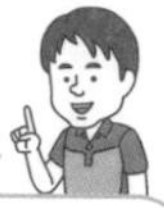

這是位於頭頸部最淺層的固有背肌，下半部被菱形肌和斜方肌覆蓋，上半部比較容易觸摸得到！

終點

上項線外側1/3處下方，枕骨後面的粗面顳骨乳突

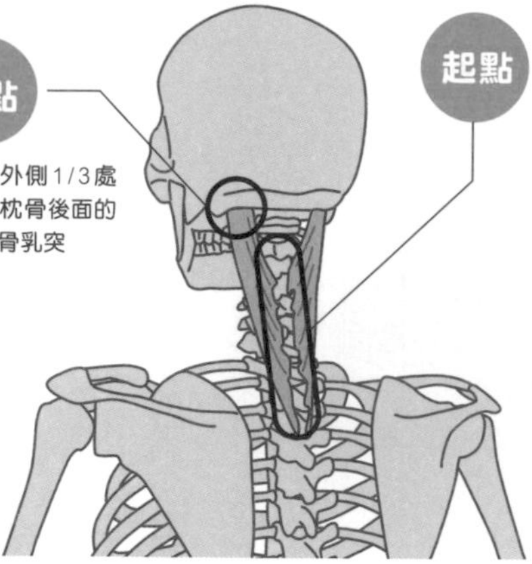

起點

項韌帶下半部
C3～T3或T4棘突

支配神經

頸神經後支之外側支（C2～C5）

功用

伸展頭頸部、往同側旋轉及側彎

一起尋找肌肉！

1 掌握整體樣貌

確認起點和終點，對頸部的伸展輕微施加阻力，觸摸感覺肌肉收縮。

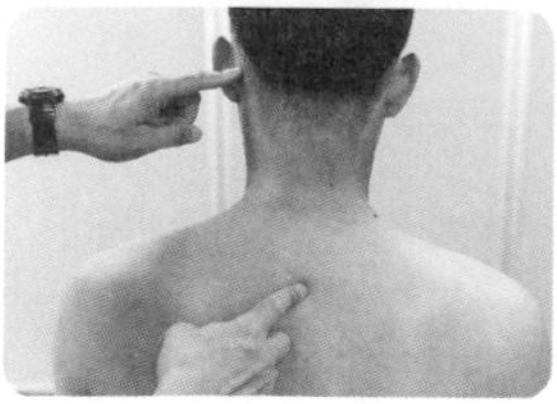

2 觸診肌肉

觸摸感覺頭夾肌朝脊椎延伸，而不是像斜方肌一樣向外擴展。

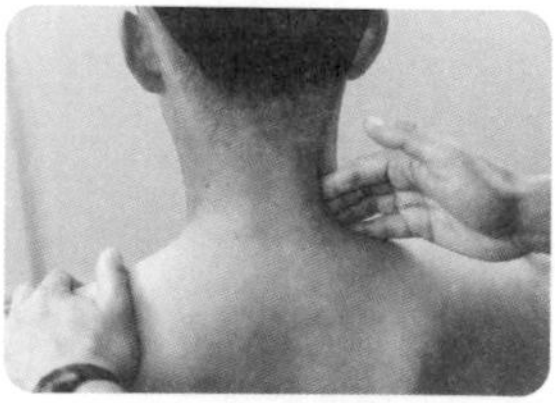

接下來是**夾肌**。夾肌包含比較短的「頭」夾肌和比較長的「頸」夾肌。不同於斜方肌等肌肉多由中心向外逐漸變粗，夾肌最大特色是**朝脊椎方向逐漸變細**。在一些使用潤滑霜的推拿技法中，常見大範圍推拿頸部～肩部一帶的手法，但這種手法往往容易疏忽夾肌，導致治療效果大打折扣。有些推拿師因此開始尋求新的技術或治療手法，但我認為首要之務應該是**深入了解肌肉的解剖學位置和走行特徵，然後進一步提升自己既有的技巧**。

夾肌異常時可能出現的症狀

- 落枕（鞭甩症候群）
- 姿勢不良
- 頸部僵硬
- 緊張性頭痛

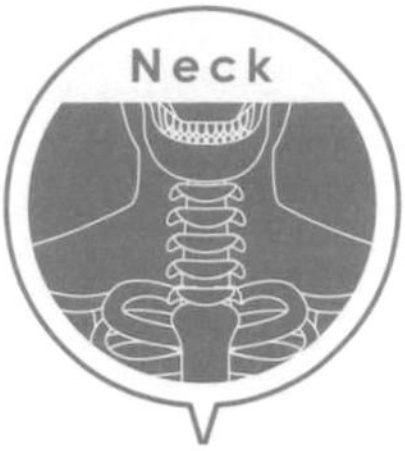

頸部「旋轉」

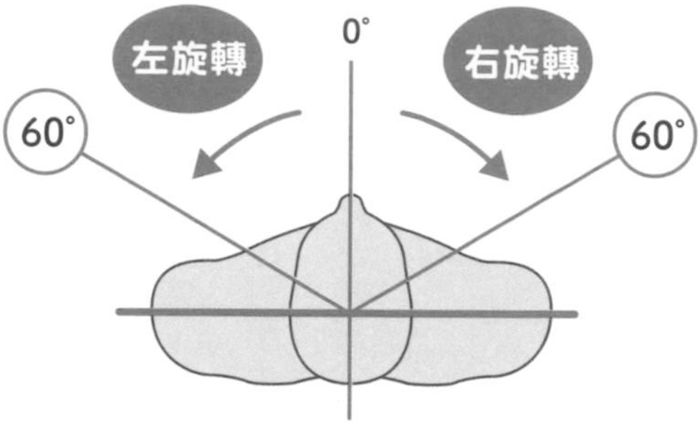

軀幹維持朝向正面，僅臉部轉向右側或左側，這個動作稱為**旋轉**。正常可動範圍為左右側各60度，頸部僵硬的人進行旋轉運動時，軀幹多半跟著一起轉動，我們稱這樣的動作為「**代償動作**」。例如，受傷時我們常以健全部位來輔助受傷部位，這樣的借力方式對受傷部位來說是好的，但從柔軟度的觀點來看，這並非好現象。若要觀察柔軟度，首先要看**各關節能獨立運轉至什麼程度**。然而在日常生活中，關節並非獨立運作，而是好幾個關節一起進行複合運動，因此建議大家以單獨↓複合的步驟依序學習。

處置肌肉

頸部旋轉・夾肌

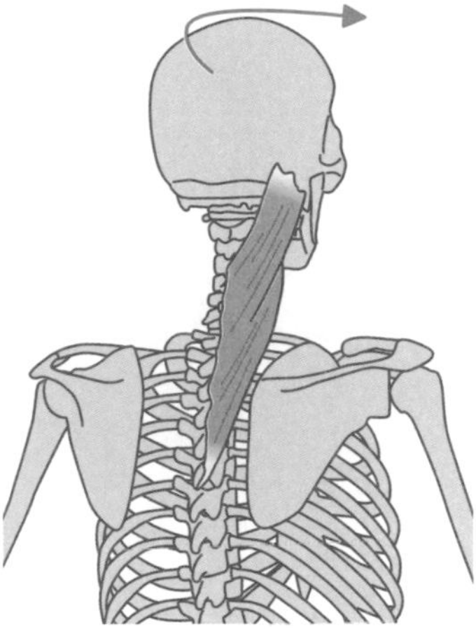

連結頸部和肩膀的肌肉。這也是為什麼頸部疲勞僵硬容易引起頭痛的原因。

與旋轉相關的肌肉當中，率先登場的是夾肌。夾肌分為左右兩側，同時作用時會發生如先前所說明的「伸展」動作，而這裡介紹的**「旋轉」動作，只需要左側或右側單一側運作即可**。肌肉分成左右兩側的情況下，會因為兩側同時收縮或僅單側收縮而有不同的身體動作，請大家留意不要搞混。

處置肌肉

頸部旋轉・胸鎖乳突肌

但問題來了。頸部向右側旋轉時，只有同為右側的肌肉發揮作用嗎？前面提到的夾肌確實是如此，但也有向右側旋轉時，位於對側的左側肌肉會同時發揮作用的情況，這條肌肉就是胸鎖乳突肌。

如圖所示，頭部朝向右側時，發揮作用的是左側胸鎖乳突肌。也就是說，針對單側的不適症狀，**某些情況下也必須同時治療動作方向對側的肌肉**，請大家務必先有這樣的概念。結合之前所說的，我們不能只個別學習左右側同時收縮或單側收縮，而是要了解這兩者之間的差異並搭配著一起學習。

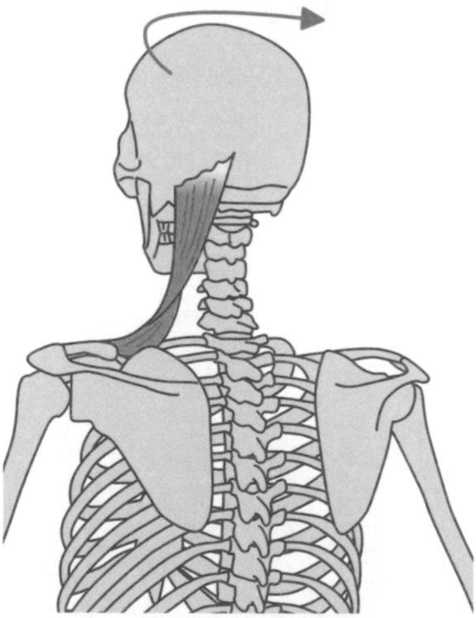

將頸部向右側旋轉時，用手觸摸會感覺到左側胸鎖乳突肌的收縮。

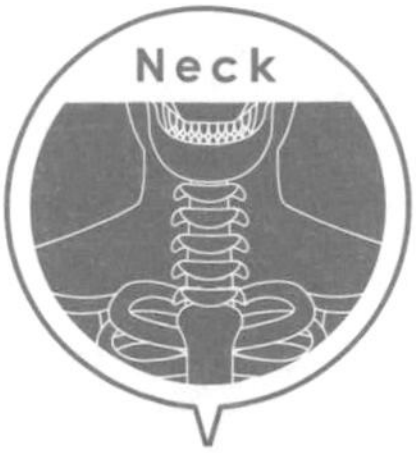

頸部「側彎」

最後的動作是**側彎**，臉部保持朝向正面，耳朵往肩膀靠近的動作。如同旋轉動作，左右側的側彎都有50度的正常可動範圍。**作用肌（主要發揮作用的肌肉）是胸鎖乳突肌和斜角肌**。這兩種肌肉都分為左右兩側，同樣是動作方向同側的肌肉進行收縮運動。

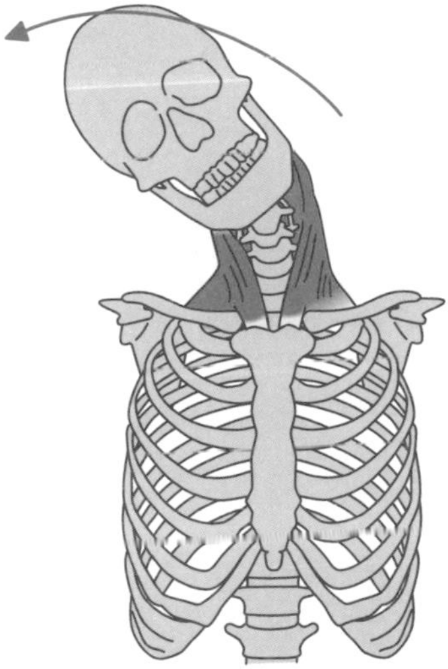

胸鎖乳突肌和前斜角肌同為不容易按摩得到的肌肉，透過拉伸治療比較容易發揮效果。

頸部
拉伸技法
實作篇

幫助緩解頸部僵硬的拉伸技法

各位久等了，接下來正式進入拉伸技法的實作篇。先從自行做得到的拉伸技法著手。下圖為放鬆斜角肌的拉伸運動。雙手交握於身體後方，胸部向前突出，肩胛骨進行內收運動。

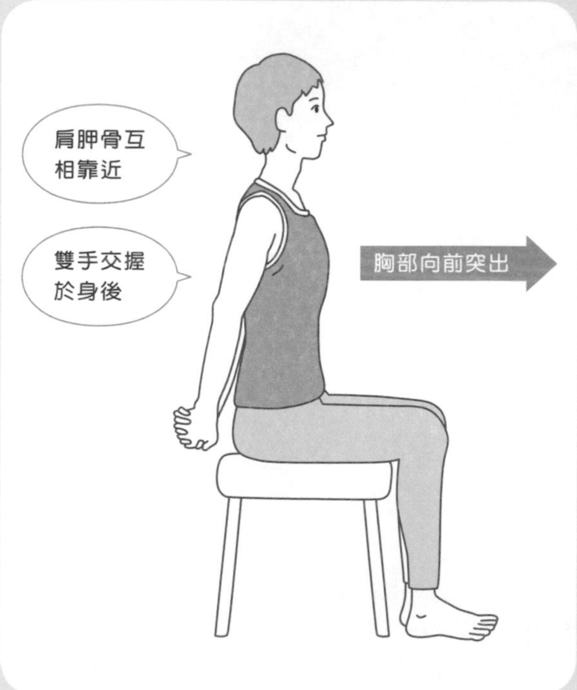

接著是二人一組的拉伸運動。先從後側肌肉開始，雖然不容易理解，但訣竅在於細微地改變方向。

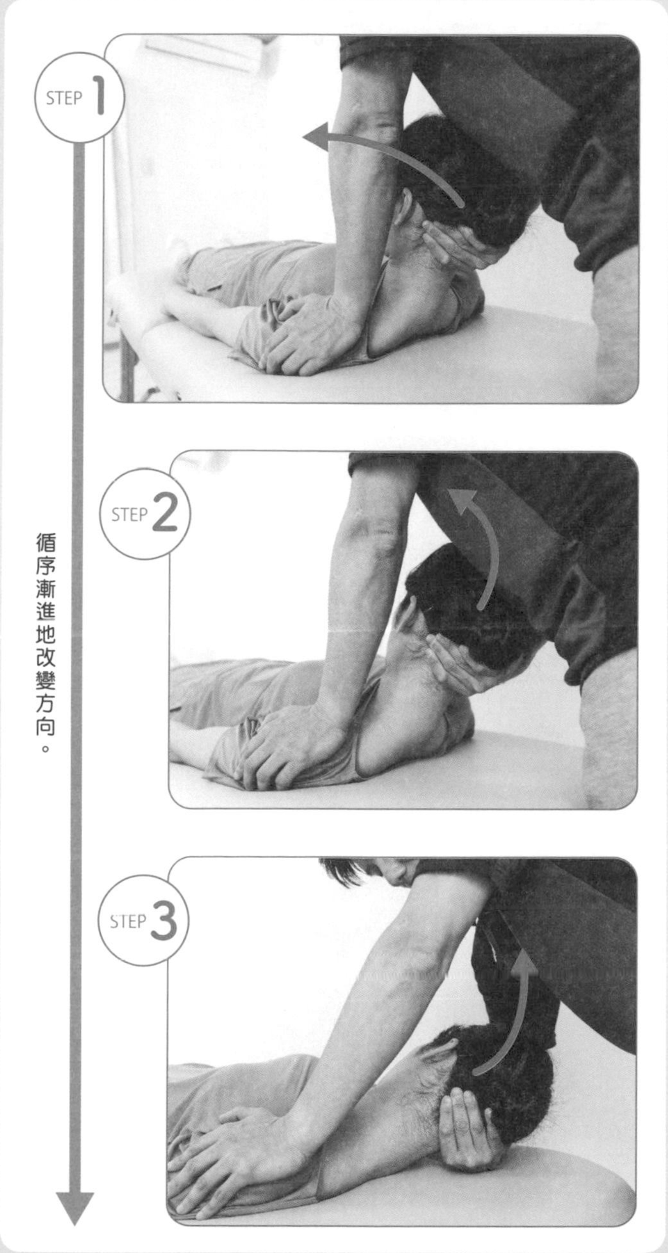

從另外一個角度來看同樣這個拉伸技法。

STEP 1

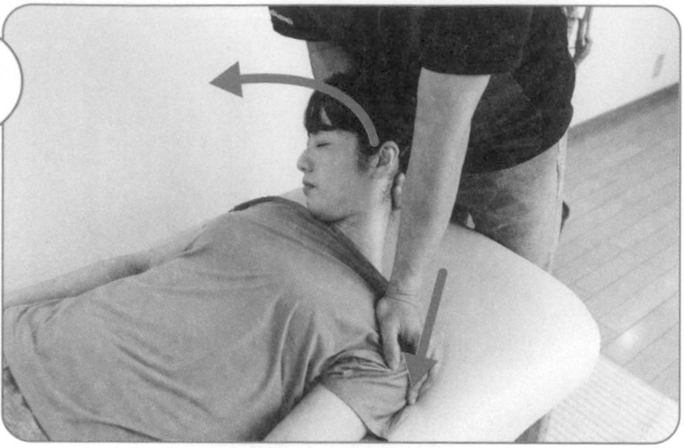

STEP 3

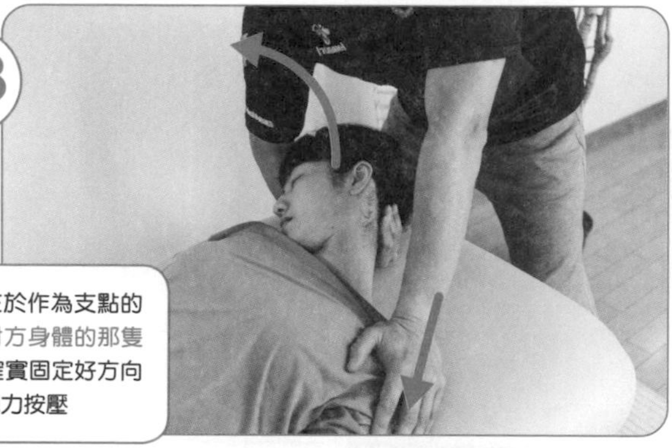

重點在於作為支點的壓住對方身體的那隻手！確實固定好方向後再施力按壓

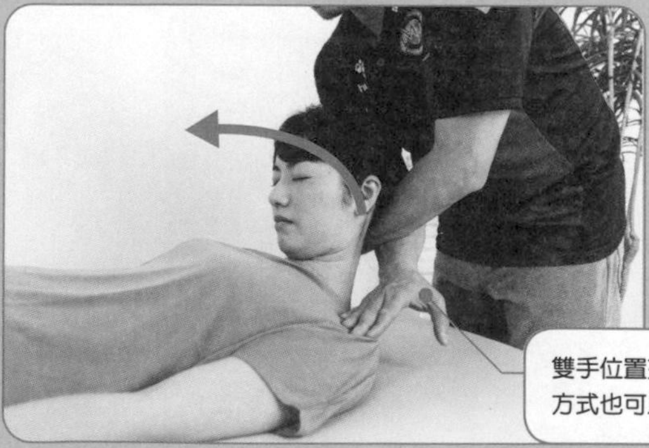

雙手位置交換的方式也可以！

正面

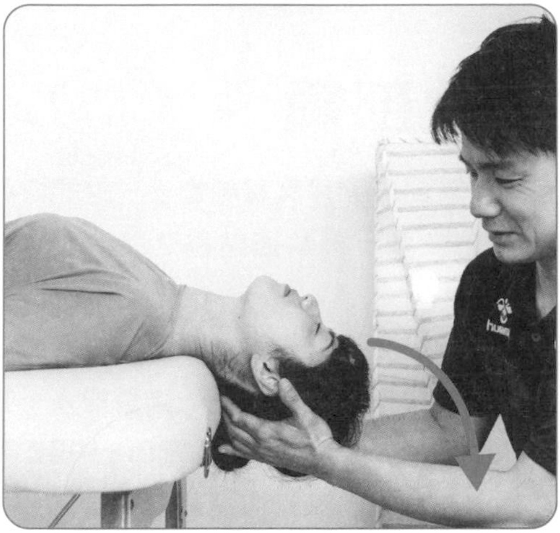

側面

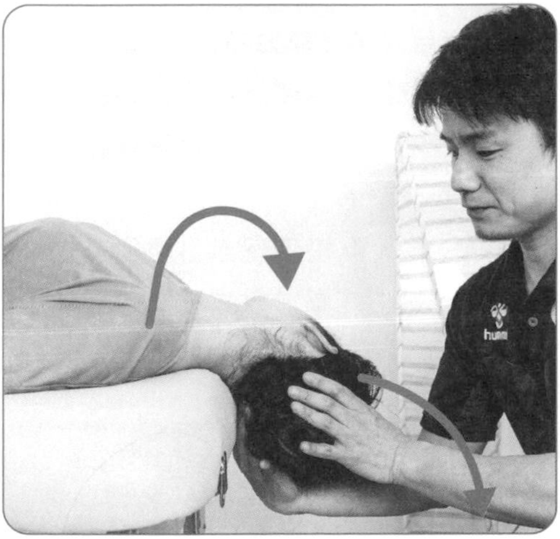

接下來拉伸前側。以床邊為支點，利用頭部重量進行拉伸。這個姿勢容易使血液集中至頭部，建議血壓異常者在拉伸過程中一旦感覺不舒服就立即停止。

Advice

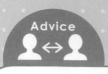

推拿師 使用的拉伸治療法

～頸部篇～

因頸部不舒服而上門求助的客戶其實相當多，他們之中又有不少人常去推拿或按摩，而共通點都是雖然暫時好轉，但沒過多久又「回復原狀」。

為他們檢查頸部時，確實發現有頸部歪斜、頸椎過直、頸部肌肉僵硬等異常現象，但愈是遇到這一類型的人，我愈是會將重點置於頸部以外的部位，例如「腹部」。現在先請大家試著做出在腹部製造橫向皺紋的身體前彎動作。沒錯，就是類似駝背的姿勢。

大家注意到了嗎？明明活動部位是腹部，但承受巨大負荷的卻是頸部。

換句話說，**沒有正確使用腹部（肌力不足），最後負責收拾爛攤子的會是頸部**。即便針對頸部施以再高超的拉伸技法，不設法減輕這種姿勢帶來的負擔，只會造成症狀一再復發。

當然上述內容不代表一切，但接受任何治療後還是一再復發的話，應該開始逐步縮小範圍，以探求**真正造成不適症狀的原因**。

頸部異常不是原因，而是結果。

Chapter 2

造成
肩膀僵硬的
原因大致
分為二種！

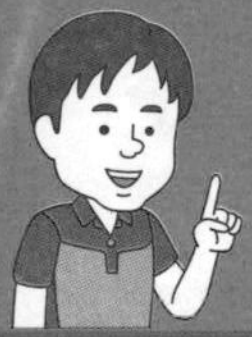

改善 肩膀僵硬

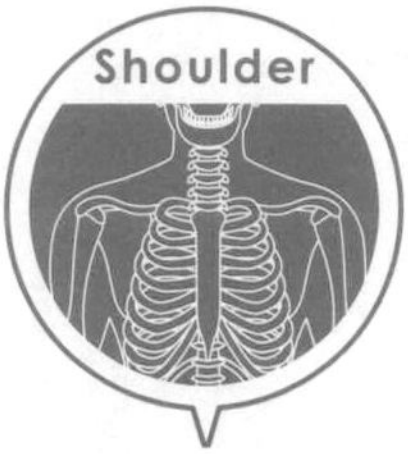

肩膀僵硬的原因

頸部結束後，接下來是我最擅長的領域——肩膀僵硬。雖然本書第1章、第2章中的解說不如先前我出版的專治肩膀僵硬問題的書籍那麼詳盡，但簡單說，**肩膀僵硬的原因大致分為二種**。

①**手臂和上肢整體所承受的重量帶給鎖骨沉重的負擔**

②**受限於胸鎖關節（鎖骨和胸骨組成的關節）的可動範圍，導致肩胛骨變得不靈活**

首先是第一種原因，如果切下自己的手臂秤重，大家認為大概有多重呢？據說**光手臂重量就占了全身重量的6％**。假設體重六十公斤，那麼手臂就有三點六公斤重，但我想應該沒人在日常生活中會動不動就感覺到這個重量吧。主要原因是手臂經由鎖骨連接至軀幹，但感覺不到不等於沒有負擔，這個沉重負擔如實存在。舉例來說，鎖骨正好比免洗筷短一些，請試著想像**用免洗筷提起三公斤的米袋**，負擔有多麼沉重應該可想而知。若再加上抱著嬰兒或背著提袋，負擔肯定更大，單靠免洗筷根本舉不起來，這時候需要周圍的肌肉一起幫忙。

下一頁清楚標示肩膀僵硬會造成不適感覺的肌肉，大家有什麼想法呢？**從上方持續拉起往下掉落的手臂**，從**這個角度**來思考，相信大家應該都會了解肩膀之所以僵硬的原因。

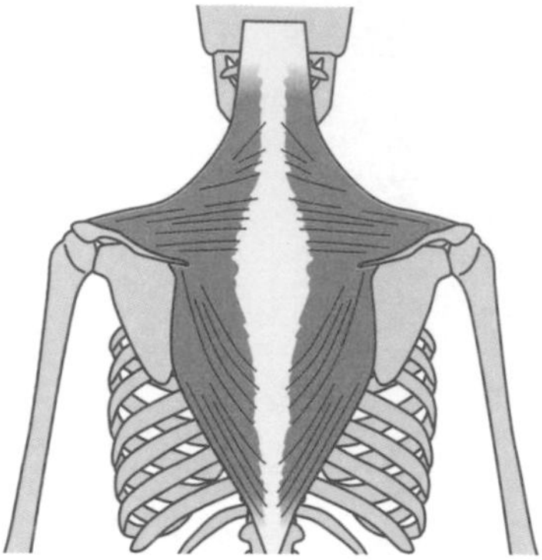

斜方肌

除了負責拉起手臂外，也負責支撐頸部、輔助軀幹動作，因此相對容易疲勞。

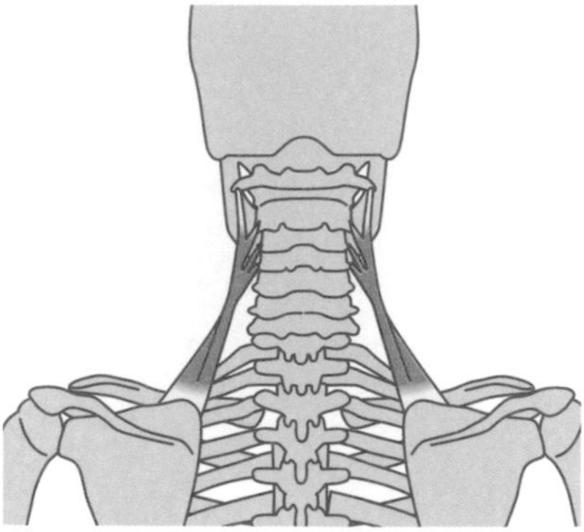

提肩胛肌

負責將肩胛骨由下往上吊起。

支撐肩胛骨的肌肉。有些人的這塊肌肉容易僵硬，肯定也有些人的這塊肌肉比較虛弱無力。

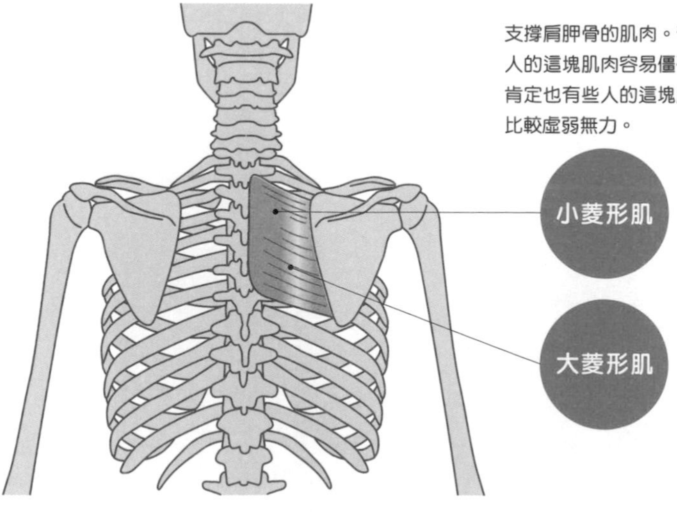

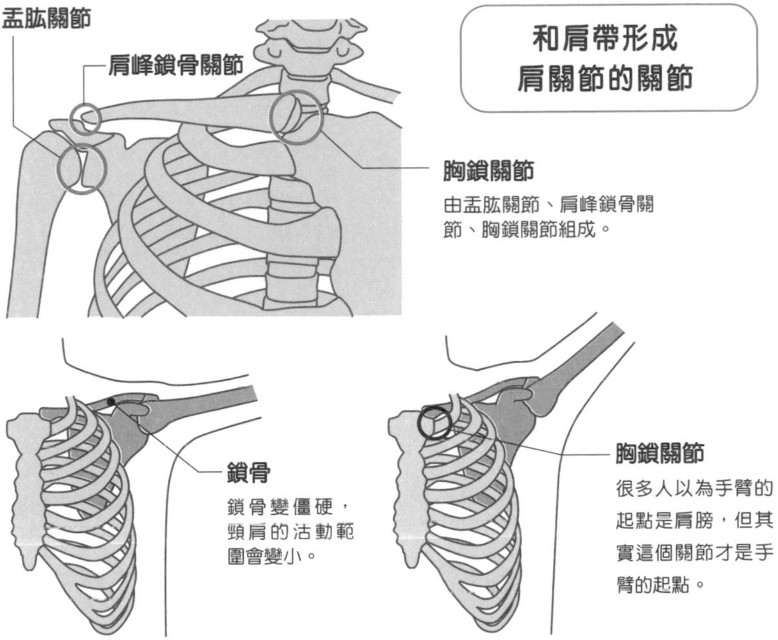
和肩帶形成
肩關節的關節
盂肱關節
肩峰鎖骨關節
胸鎖關節
由盂肱關節、肩峰鎖骨關節、胸鎖關節組成。
鎖骨
鎖骨變僵硬，頸肩的活動範圍會變小。
胸鎖關節
很多人以為手臂的起點是肩膀，但其實這個關節才是手臂的起點。

第二種原因是**「胸鎖關節」**。

我想知道**胸鎖關節是手臂起點**的人應該很多，但使用手臂做事的時候，有意識地活動鎖骨部位的人卻很少，多半會先從「肩膀」開始活動。這樣的結果造成與鎖骨相連的肩胛骨少了許多活動機會，進而因為缺乏活動而變得不靈活，周圍的肌肉也會為了配合其步調而逐漸僵硬。

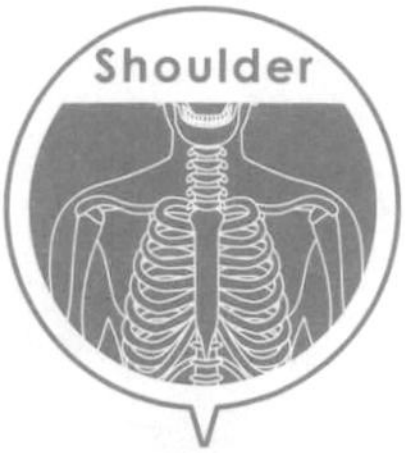

檢查肩膀活動情形

接下來讓我們一起仔細觀察**肩膀的「動作」**。我想大家應該都注意到肩膀能夠朝各個不同方向活動。在解剖學上，我們稱這種關節為球窩關節，雖然極不穩定，可動範圍卻很大，因此在我們日常生活中，常有各式各樣的場景都必須使用肩關節。

然而先前曾經提過，**手臂的起點是鎖骨，而鎖骨又和肩胛骨相連在一起**。因此肩膀活動和肩胛骨有密不可分的關係。

接下來一一為大家介紹**肩胛骨的上提**、**屈曲**、**伸展**，**肩膀的外展**、**內收**等動作。

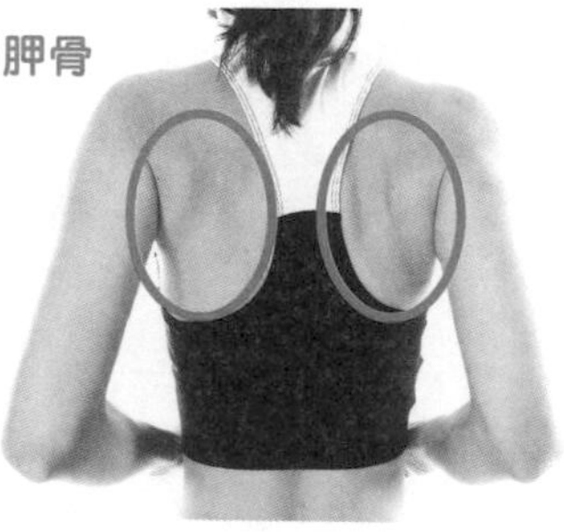

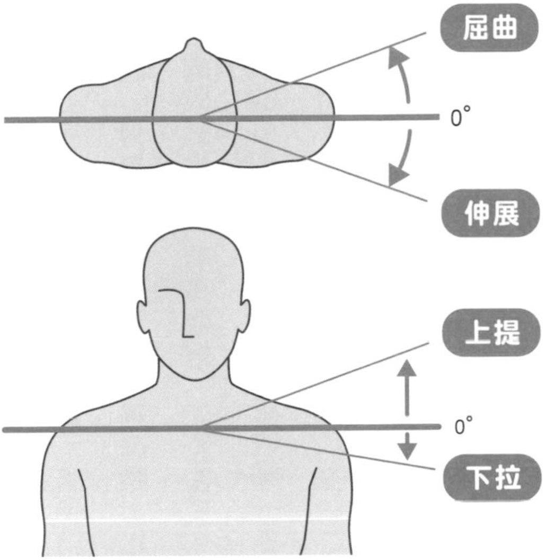

肩胛骨的屈曲動作其實就是「向內捲」狀態，亦即不良姿勢。肩胛骨的上提動作，也就是天氣冷時的縮肩動作，將肩胛骨向上拉提的動作。

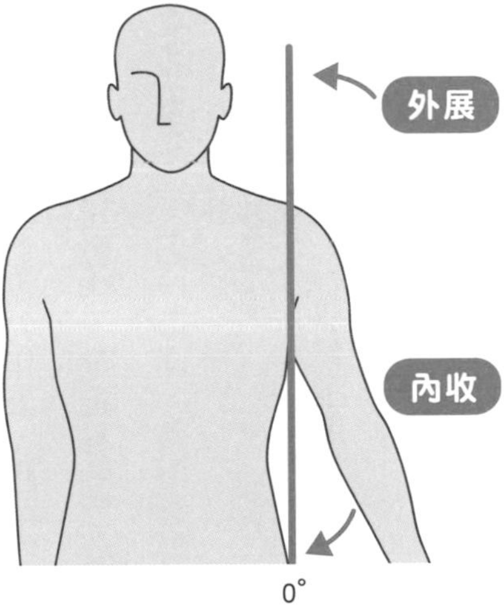

肩膀的外展、內收動作中有半數以上必須仰賴肩胛骨，但肩胛骨活動力差的人，往往會改用手肘和腰部。

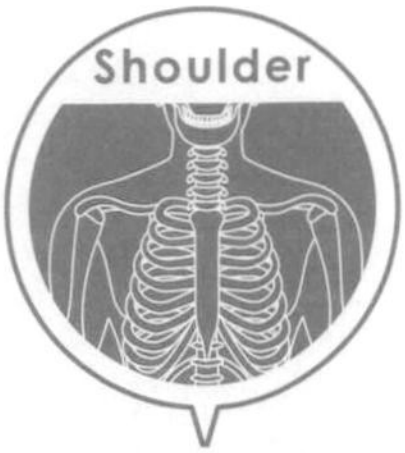

肩胛骨的「上提」與「下拉」

這裡所說的**上提**，指的是縮肩動作。如先前所述，手臂重量勢必造成肩胛骨一直被往下拉，而上提這個動作則完全相反。除了從圖中可以清楚看出上提動作外，肩背包掛於肩膀上時，**努力將背帶固定於下垂肩膀上也是名符其實的上提動作**。像這樣周圍關節靜止的肌肉收縮稱為**「等長收縮（Isometric contraction）」**。另一方面，實際看得出關節在動作的肌肉收縮則稱為**「等張收縮（Isotonic contraction）」**。

而「下拉」指的是肩膀向下垂放的意思，肩膀在重力作用下（放鬆不用力）自然下垂，所以這裡不再多述。

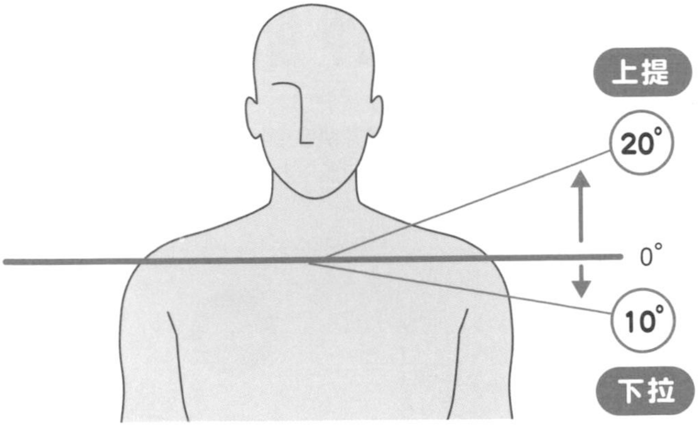

在自然狀態下，手臂重量將肩胛骨向下拉，但將肩背包掛於肩膀上的話，肩胛骨則會上提。這樣的肌肉收縮方式稱為「等長收縮」。

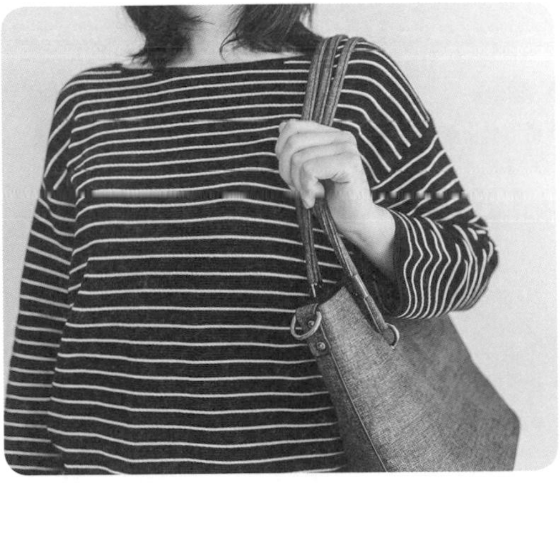

Levator scapulae

提肩胛肌

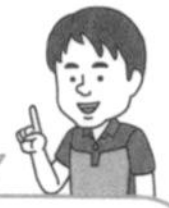

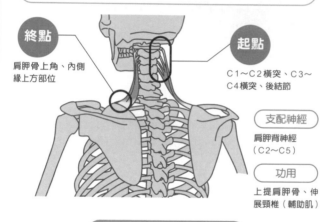

負責「提起」肩胛骨的肌肉，也是眾所皆知容易造成落枕的問題肌肉。覆蓋於胸鎖乳突肌、斜方肌下方，需要深入觸診才摸得到！

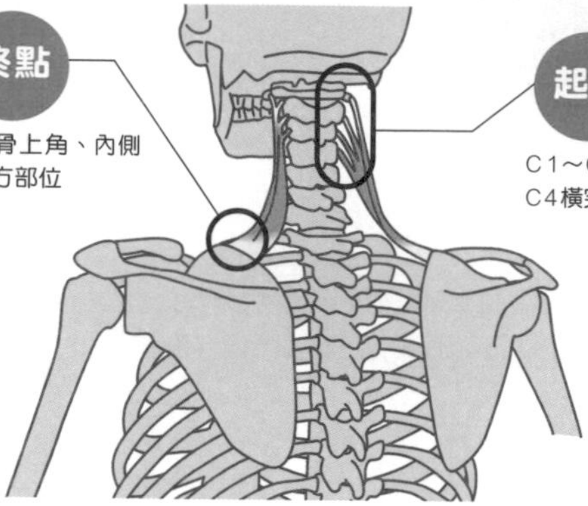

終點

肩胛骨上角、內側緣上方部位

起點

C1～C2橫突、C3～C4橫突、後結節

支配神經

肩胛背神經（C2～C5）

功用

上提肩胛骨、伸展頸椎（輔助肌）

一起尋找肌肉！

1 掌握整體樣貌

確認終點的肩胛骨上角，確認肌纖維往斜後方延伸。

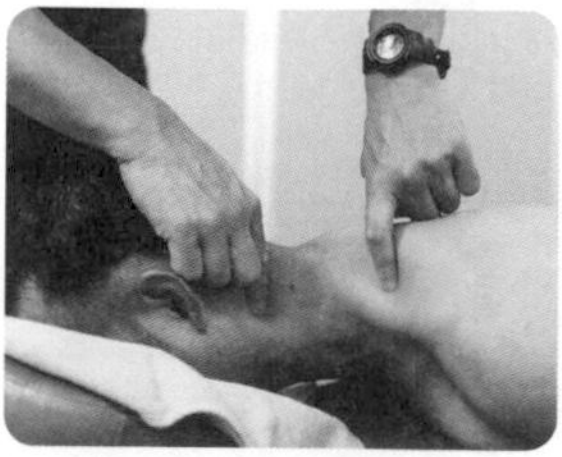

2 觸診肌肉

用指尖像耙子般提起肌肉進行觸診。

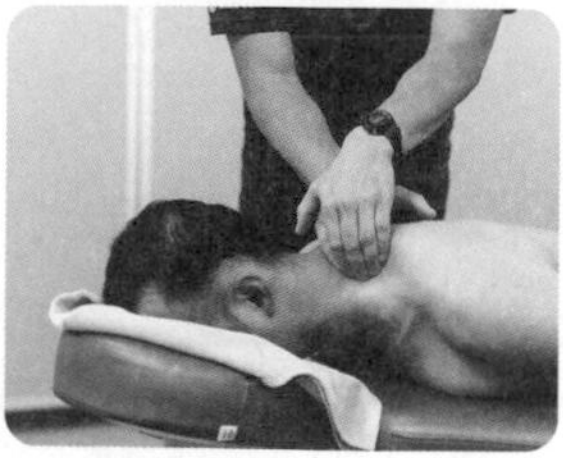

而說到上提動作，最相關的肌肉非斜方肌莫屬，先前已經解說過斜方肌，這裡將只針對**「提肩胛肌」**進行說明。如字面所述，**提肩胛肌是「提起肩胛骨」的肌肉，和斜角肌一樣位於身體深處，觸診時需要有一定程度的技術**。基於我個人的經驗，以按摩或指壓方式直接刺激這塊肌肉時，非常容易出現**反作用力（按摩力道太大而疼痛）**的情況，建議還是透過拉伸方式進行治療，會比較安全且有明顯功效。

提肩胛肌異常時可能出現的症狀

- 落枕（鞭甩症候群）
- 肩膀僵硬
- 頸部僵硬
- 方肩（肌力差的情況為斜肩）

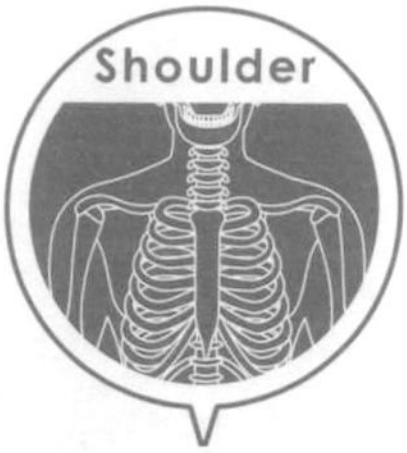

肩胛骨的「屈曲」與「伸展」

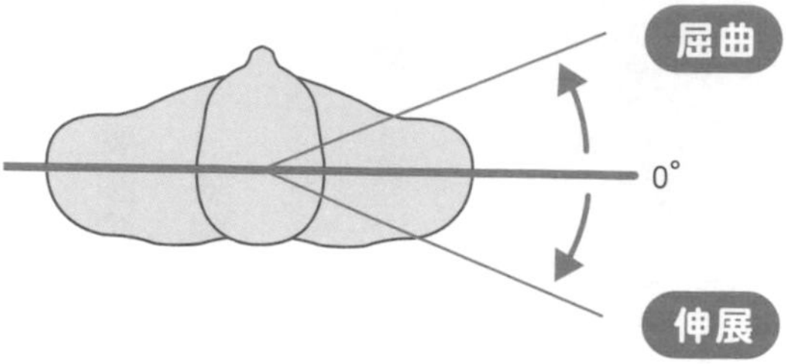

接下來的動作是**屈曲**和**伸展**。這裡所說的屈曲和伸展其實是關節運動，務必留意不要混淆。另外，並非簡單以一句屈曲或伸展的表現方式帶過，重要的是**搞清楚哪個部位進行屈曲運動**。肩胛骨的屈曲是指肩膀「向內捲」狀態，亦即這是個不良姿勢。而**肩胛骨向後往脊椎方向移動的動作則稱為伸展**，既可用於端正姿勢，也是做體操時常見的動作。這是改善肩膀僵硬的必要動作，**無法順利做到這個動作的人多半有肩膀僵硬問題**，因此務必確認施術前與施術後的可動範圍。

Pectoralis minor

胸小肌

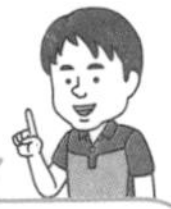

位於胸大肌內側的一小塊三角形肌肉，負責構成腋窩前壁。和前鋸肌同為深呼吸時極為活躍的肌肉！

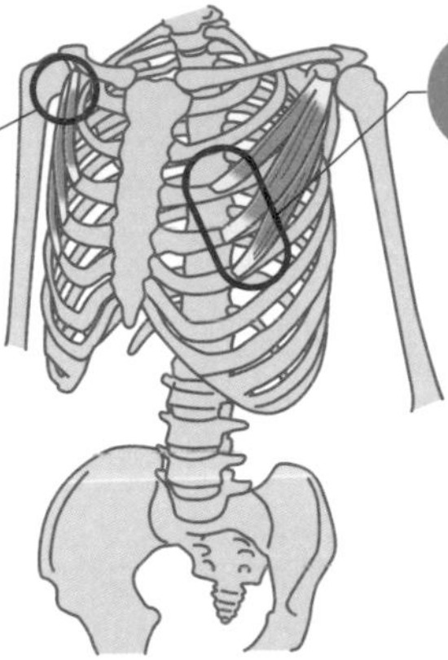

終點

肩胛骨喙突內側緣與上端部位

起點

第3～第5肋骨上緣與外側、覆蓋於肋間隙的肋間筋膜

支配神經

內胸神經（C8~T1）

功用

肩胛骨的前傾、下旋，強制呼氣時上提肋骨、擴大胸廓

一起尋找肌肉！

1 掌握整體樣貌

沿著鎖骨下緣尋找終點的喙突。

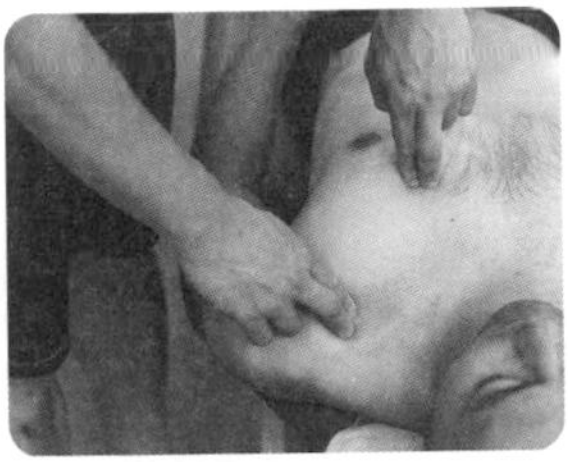

2 觸診肌肉

如同翻起胸大肌般，將指尖沿著肋骨摸索。

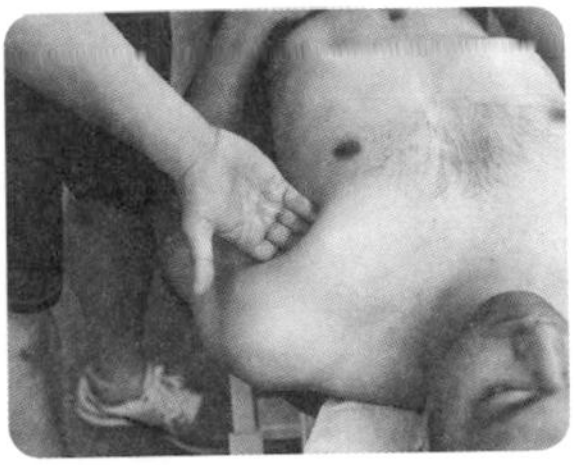

處置肌肉

肩胛骨屈曲・胸小肌、胸大肌

Pectoralis major

胸大肌

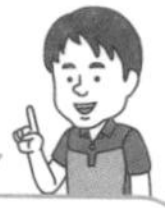

位於胸部表層且強而有力的肌肉。由於胸大肌肌膜上有乳房，女性鍛鍊這塊肌肉有助豐胸，而男性則可以打造厚實胸膛！

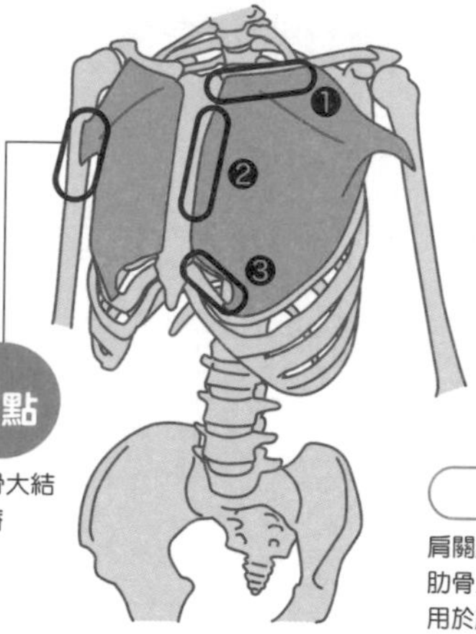

起點

鎖骨部：❶鎖骨前表面
胸肋部：❷胸骨前端同側一半處、第2～第7肋軟骨
腹部：❸腹直肌鞘前層最上端

終點

肱骨大結節嵴

支配神經

內胸神經及外胸神經（C5～T1）

功用

肩關節內收、內轉。強制呼氣時的肋骨上提、胸部擴大。上束纖維作用於肩關節的屈曲、水平內收

一起尋找肌肉！

1 掌握整體樣貌

由於起點比較寬，必須一一確認位置以進行觸診。

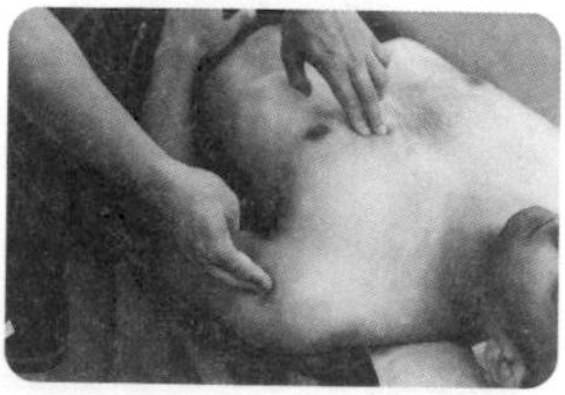

2 觸診肌肉

將手放在離終點的肱骨有些距離的地方以確認肌肉伸展情況。

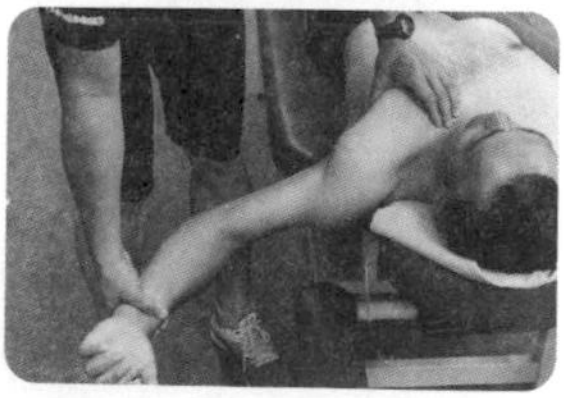

我想**胸大肌**對大家而言一點都不陌生，但其實重要的是**胸小肌**。兩者的起點同樣位於肋骨，但胸大肌終止於肱骨，而胸小肌則終止於肩胛骨喙突。也就是說，**會直接影響肩**

胛骨動作的是胸小肌，由於位在身體深處，按摩治療需要一定程度的技術。所以，**只要確實掌握胸小肌的起點和終點，拉伸治療相對容易一些**，而且肌肉確實舒展開之後，姿勢也會產生較大變化，就我而言，這是一塊非常容易處置的肌肉。另一方面，胸大肌僵硬容易導致含肩胛骨在內的手臂整體向內捲縮，所以拉伸治療胸小肌時也別忘記胸大肌。

胸大肌、胸小肌異常時可能出現的症狀

- 肩膀僵硬
- 呼吸運動困難
- 駝背（肩膀向內捲）
- 代償作用造成的腰痛

處置肌肉

肩胛骨伸展・大、小菱形肌

Rhomboid major

大菱形肌

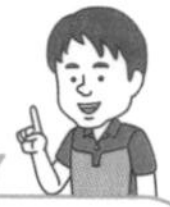

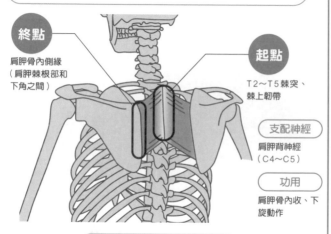

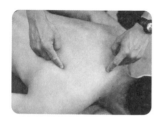

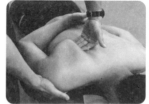

形狀、功用都和小菱形肌一樣，但位置比較偏下方。覆蓋於斜方肌底下的深處，所以觸診時的訣竅在於掌握位於胸椎的起點！

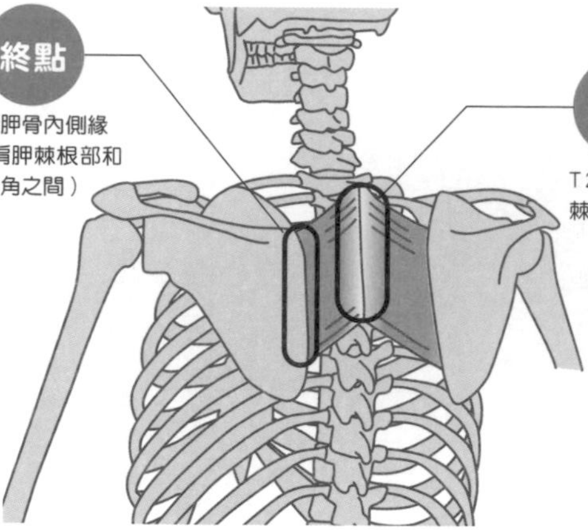

終點

肩胛骨內側緣（肩胛棘根部和下角之間）

起點

T2～T5棘突、棘上韌帶

支配神經

肩胛背神經（C4～C5）

功用

肩胛骨內收、下旋動作

一起尋找肌肉！

1 掌握整體樣貌

留意從頸椎斜下走行的肌纖維。

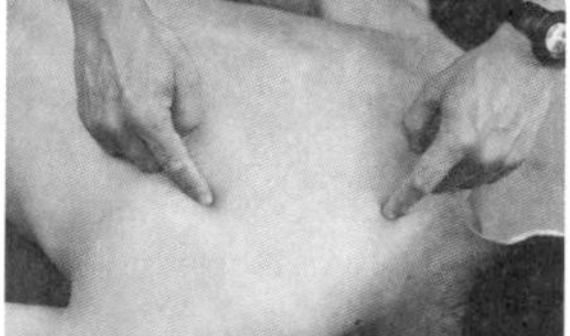

2 善用肩胛骨

將手臂向後旋轉並拉起肩胛骨以進行觸診。

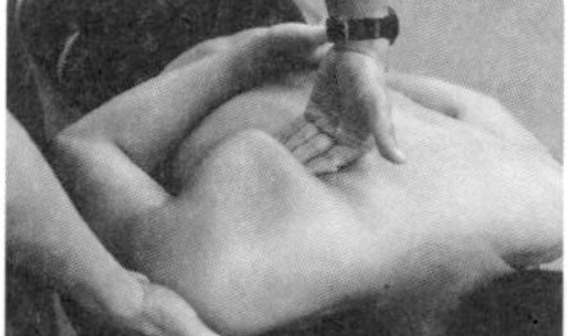

Rhomboid minor

小菱形肌

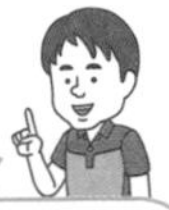

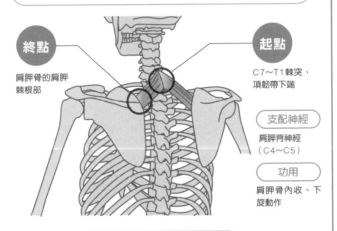

形狀和功用類似大菱形肌，但位置比較偏上方。覆蓋於斜方肌底下的深處，所以觸診時的訣竅在於掌握位於頸椎的起點！

終點

肩胛骨的肩胛棘根部

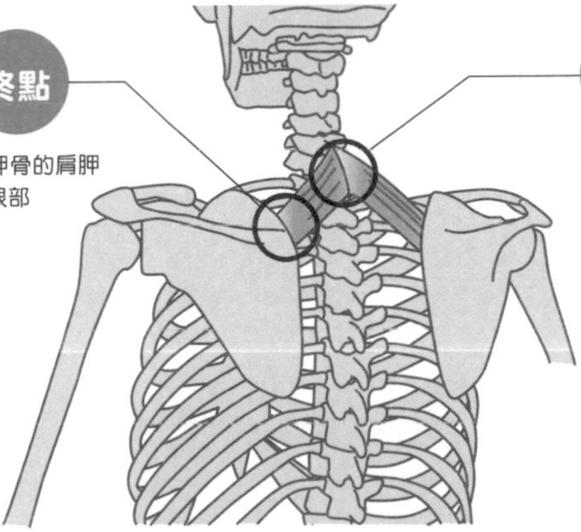

起點

C7～T1棘突、項韌帶下端

支配神經

肩胛背神經（C4～C5）

功用

肩胛骨內收、下旋動作

一起尋找肌肉！

1 掌握整體樣貌

留意從頸椎斜下走行的肌纖維。

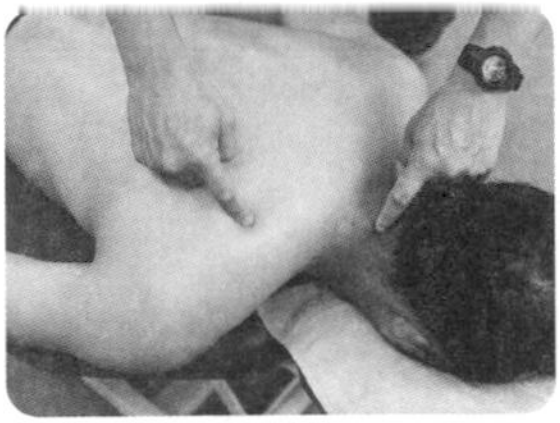

2 善用肩胛骨

將手臂向後旋轉並拉起肩胛骨以進行觸診。

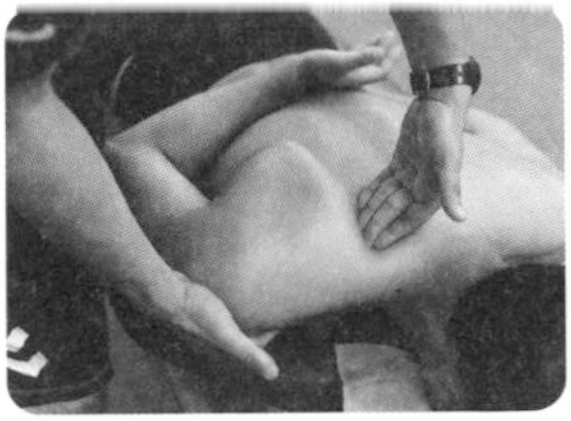

說到高齡者的姿勢，大家會想到什麼呢？背部向後突出、身體向前彎……確實是如此沒錯。但為什麼上了年紀容易變成這樣的姿勢呢？可想而知的是胸部和腹部肌肉僵硬，造成身體姿勢向前傾斜。既然如此，舒緩前側肌肉或許是不錯的改善對策，然而也可能是因為背部肌肉力量太弱，導致無法維持身體姿勢。若是這樣的情況，僅治療前側肌肉是不夠的。最重要的是同時從**「舒緩僵硬的肌肉」**和**「加強肌力強度不足的肌肉」**兩個**角度**去觀察肌肉和姿勢。菱形肌就是一個最好的例子，有些人的菱形肌很僵硬，有些人則是菱形肌很無力。拉伸和按摩都是不錯的治療方式，但重點在於要有**「為了什麼理由治療這塊肌肉」**的明確目的。

大、小菱形肌異常時可能出現的症狀

- 肩膀僵硬
- 呼吸運動障礙
- 代償作用造成的腰痛

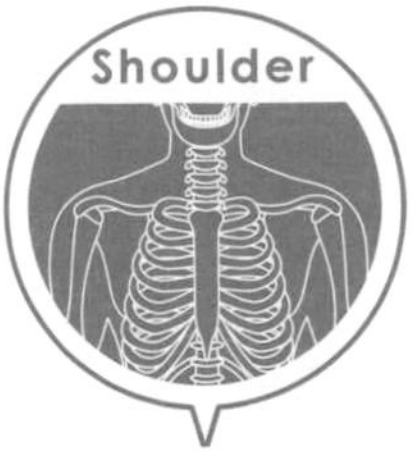

肩胛骨的「外展」與「內收」

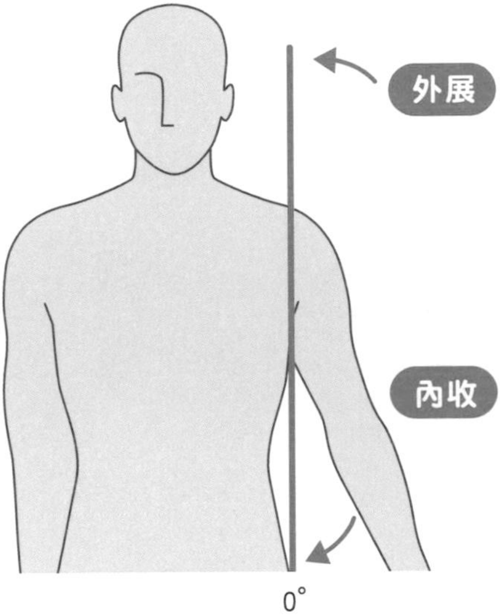

接下來是手臂向側邊抬起的肩膀**外展**動作，其實這個動作有**一半以上是仰賴肩胛骨運動**才得以完成。正常可動範圍如圖所示是180度，但肩胛骨不動的人多半使用手肘或腰部反折等做出代償性動作。**施術前務必確實掌握情況，仔細觀察做得到的動作與做不到的動作。**

正確的肩膀外展動作。手臂無法貼緊耳朵的話，表示可能有肩胛骨僵硬，無法順利運作的情況。

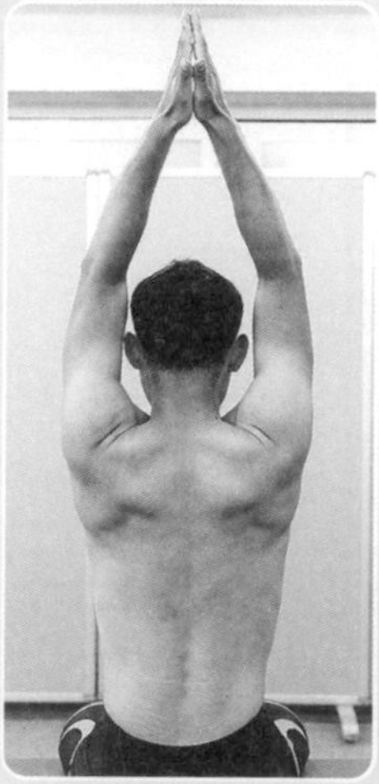

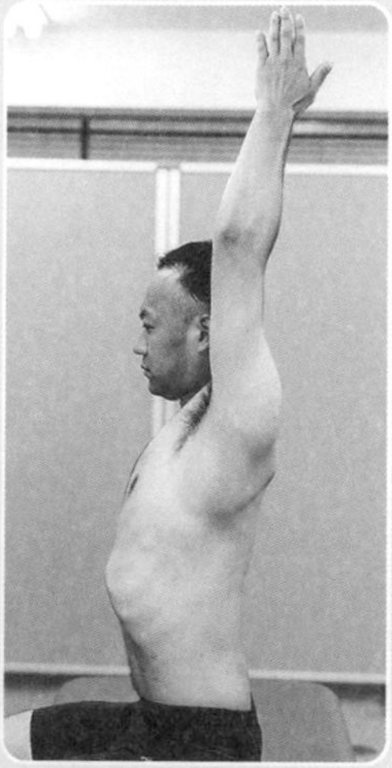

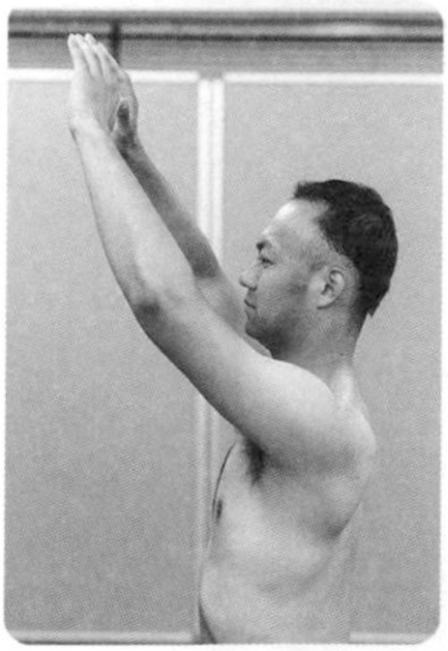

手臂遠離耳朵。

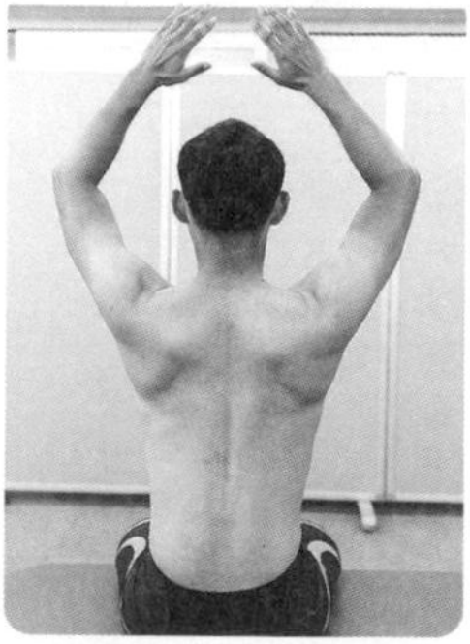

無法往正上方高舉。

處置肌肉

肩胛骨外展・三角肌

Deltoid

三角肌

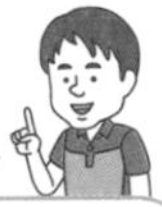

上肢部位中體積最大的肌肉。分成鎖骨部（前束）、肩峰部（中束）、肩胛棘部（後束），與肩關節所有運動有密不可分的關係！

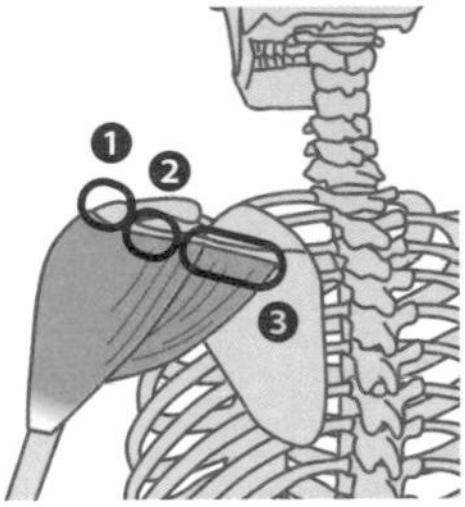

起點

鎖骨部：❶鎖骨外側1/3前緣

肩峰部：❷肩胛骨肩峰外側緣與上端

肩胛棘部：❸肩胛骨肩胛棘後緣的下唇

終點

肱骨的三角肌粗隆

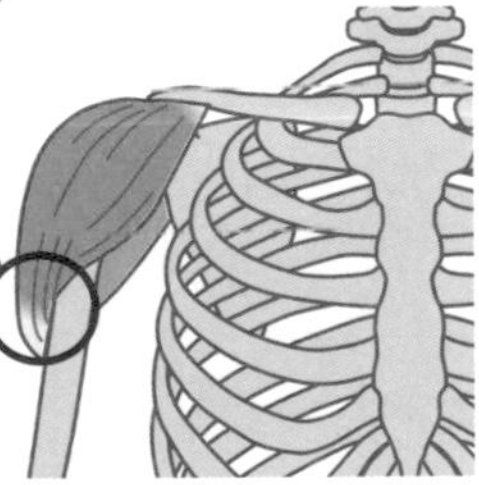

支配神經

腋神經

（C5～C6）

功用

整體：肩關節外展

鎖骨部：肩關節屈曲、內轉、外展、水平屈曲

肩峰部：肩關節外展

肩胛棘部：肩關節伸展、外轉、外展、水平伸展

一起尋找肌肉！

1 掌握整體樣貌

由於肌肉面積大，建議試著抓握整塊肌肉。

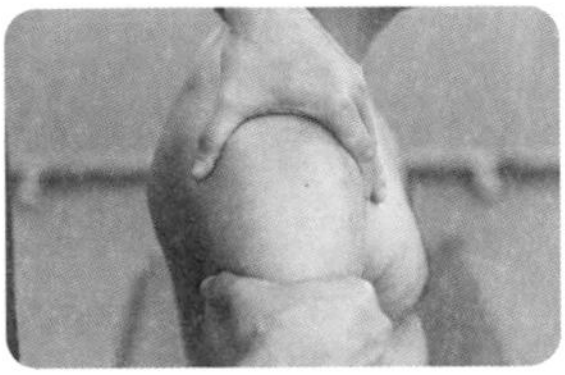

2 觸診肌肉終點處

雖然肌肉起點很寬，但終點只有一處。確認肌肉的終點位置。

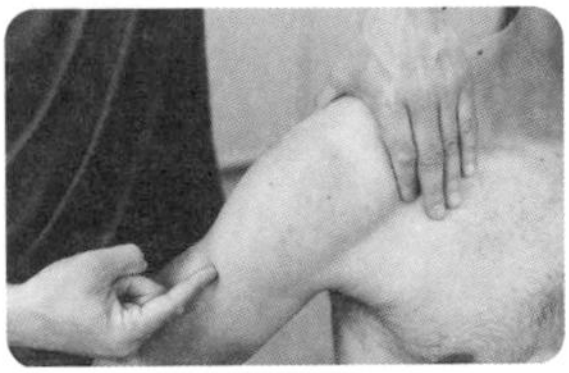

三角肌是一塊非常寬大的肌肉，無論在正面解剖圖、側面解剖圖或背面解剖圖中都看得到這塊難能可貴的肌肉。三角肌覆蓋大範圍的肩膀，前束纖維負責肩膀的屈曲動作、後束纖維負責伸展動作，以及這裡所說的負責外展動作的中束纖維。三角肌發達使肩膀看起來魁梧壯碩，平時有健身習慣的人會特別意識這塊肌肉。而正因為**這塊肌肉作用於多種動作，和斜方肌一樣都有容易疲勞的問題**。一旦負擔過大，容易**造成冰凍肩或五十肩**，畢竟三角肌非常細膩精緻，需要時時照護並定期保養。

三角肌異常時可能出現的症狀

- 肩關節周圍發炎（五十肩）
- 投手肩
- 夾擊症候群

Teres major

大圓肌

位置和名稱類似小圓肌，但功用和支配神經迴然不同。同時也是闊背肌的輔助肌！

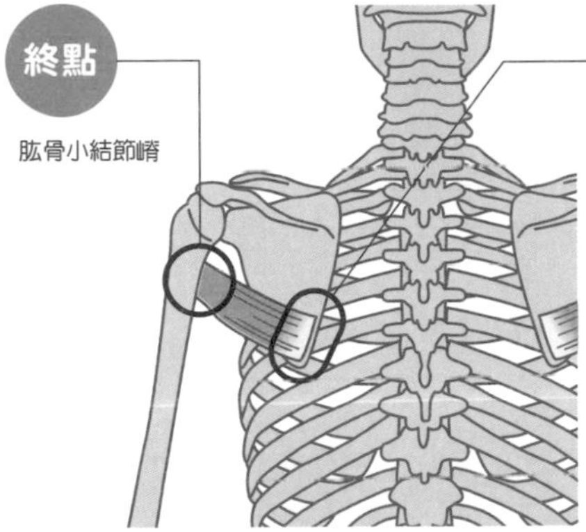

支配神經

肩胛下神經（C5～C6）

功用

肩關節內轉、內收、伸展

處置肌肉

肩胛骨內收・大圓肌

一起尋找肌肉！

1 掌握整體樣貌

意識肌肉從肩胛骨下角延伸至肱骨前方。

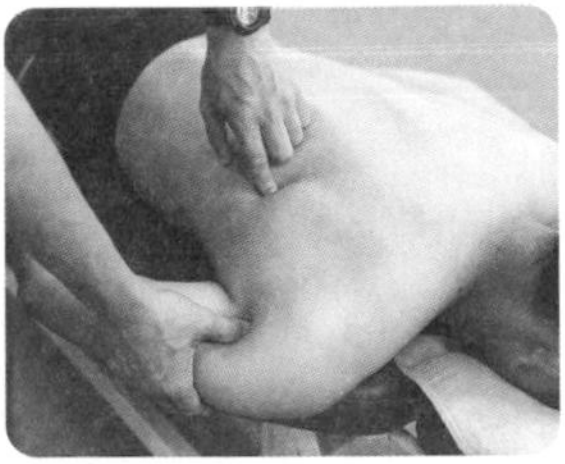

2 觸診肌肉

留意肌肉終點，隨著靠近肱骨處愈要加深觸診力道。

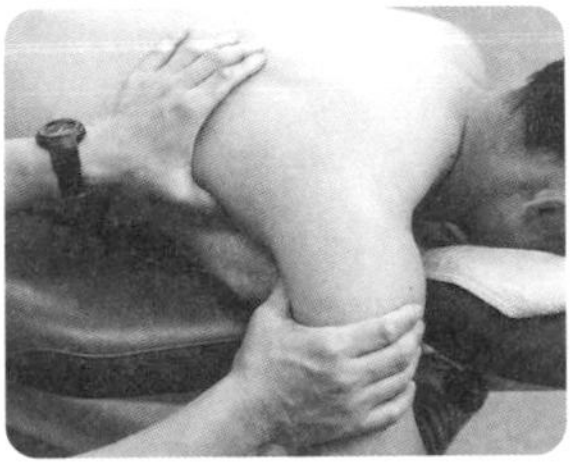

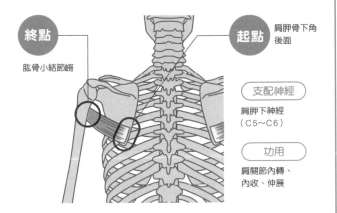

大圓肌朝骨骼方向延伸，位於腋下及稍微偏後側的地方。從所在位置看來，大圓肌似乎與肩膀僵硬無關，但大圓肌變硬時又會發生什麼情況呢？沒錯，**外展動作會逐漸變困難**，也就是將衣服向下拉並做出萬歲姿勢的動作。基於斜方肌、提肩胛肌、三角肌的角度，**大圓肌若能柔軟些，將有助這些肌肉更順暢地作用於抬起手臂**。另一方面，由於大圓肌終止於肱骨前方，所以同時也是作用於肩膀內收的內轉肌。**一旦大圓肌變硬，也難免容易呈現嚴重的圓肩姿勢**。

大圓肌異常時可能出現的症狀

- 夾擊症候群
- 圓肩（駝背）
- 肩關節周圍發炎（五十肩）

幫助緩解肩膀僵硬的拉伸技法

肩膀拉伸技法
實作篇

STEP 1

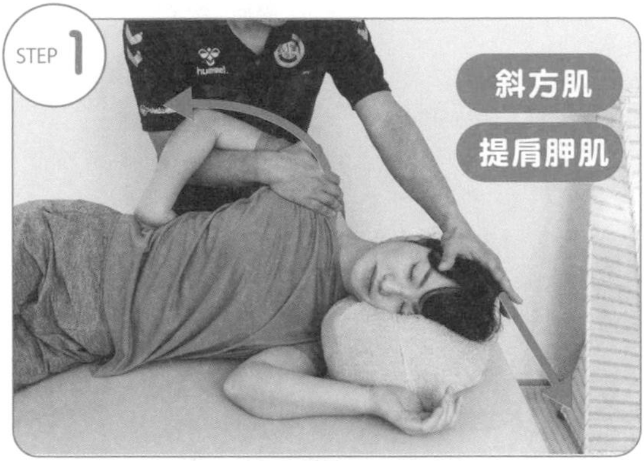

STEP 2

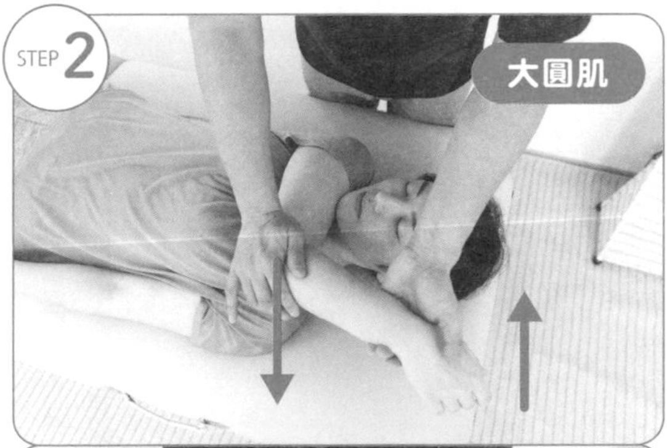

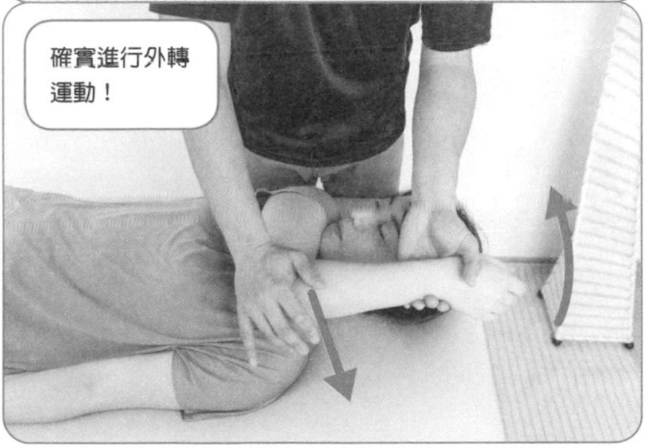

STEP 3

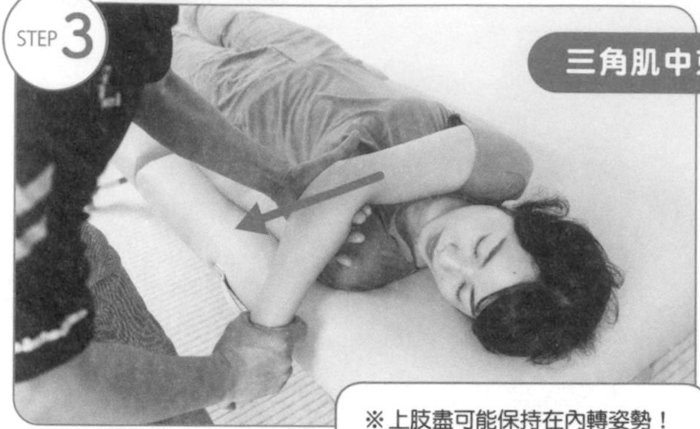

三角肌中束纖維

※上肢盡可能保持在內轉姿勢！

慢慢加深

STEP 4

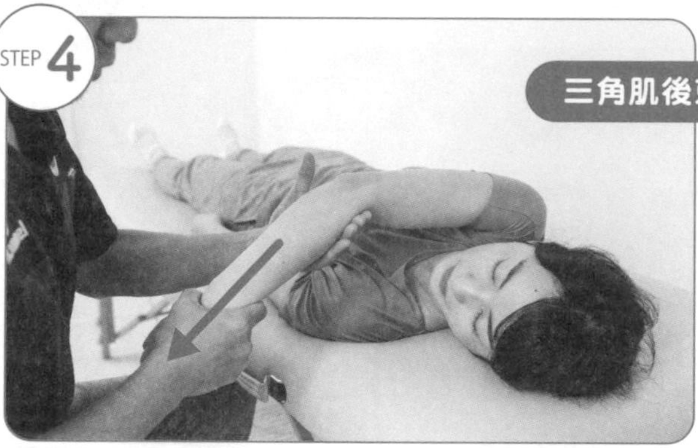

三角肌後束纖維

三階段治療肩部～背部

STEP 5

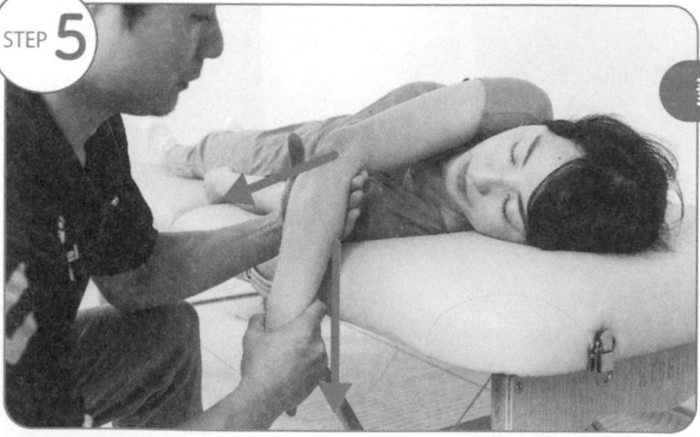

菱形肌

STEP 6

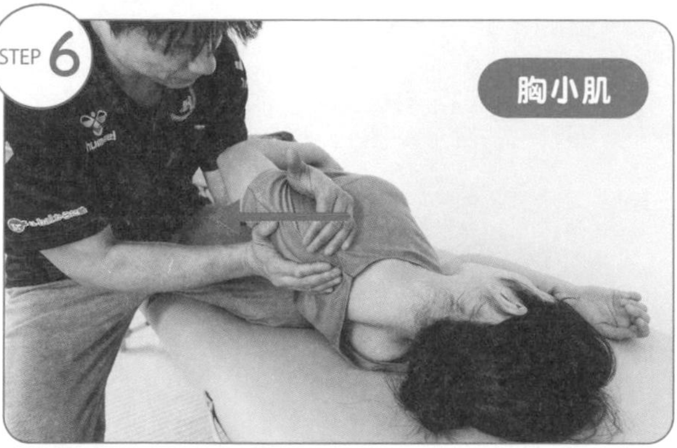

STEP 7

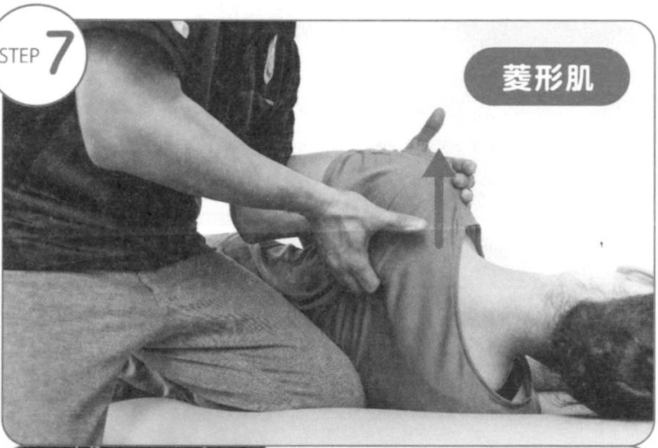

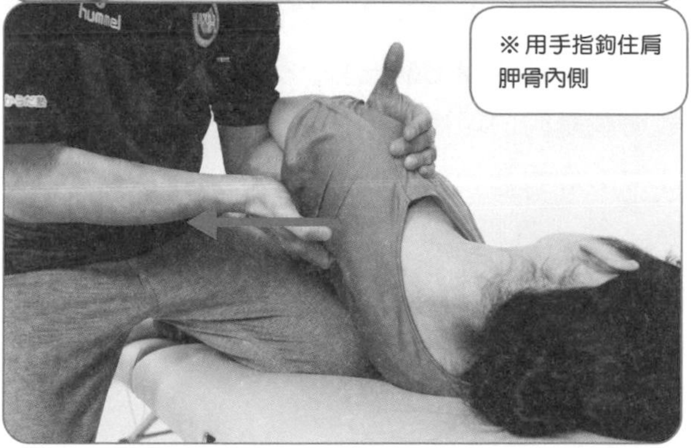

※用手指鉤住肩胛骨內側

Advice

推拿師
使用的拉伸治療法

～肩膀篇～

因肩膀僵硬而上門求助的客戶總是絡繹不絕，將來也可能持續增加。理由是…

肩膀僵硬不是病名，是症狀

經常有人問我：「有沒有什麼體操可以有效治療肩膀僵硬？」大家之所以這麼問，是因為他們將肩膀僵硬視為一種疾病名稱。肩膀僵硬其實不是病名，而是症狀。例如有人問：「我肚子痛，有沒有什麼特效藥？」你會如何回答呢？造成肚子痛的原因五花八門，可能是胃腸、子宮或腹肌，使用的藥物視情況而異，無法一概而論。

肩膀僵硬也是同樣道理，各式各樣的原因導致肩膀僵硬這個結果，所以**沒有單一處方箋能夠治療所有肩膀僵硬問題**。不過，如同藥物治病一樣，只要確實找到原因，自然有針對這些原因的因應對策。能夠得出這個結論的推拿師和無法得出這個結論的推拿師，兩者之間的決定性差異就在這裡。針對肩膀僵硬，應該給予什麼樣的施術治療才好？決定施術技巧之前，應該先確實找出**這個人為什麼肩膀僵硬的原因**，我認為能否做到這一點將會大幅影響最後結果。

Chapter

3

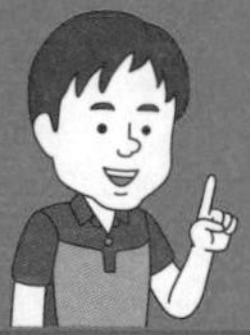

改善 手臂疲勞

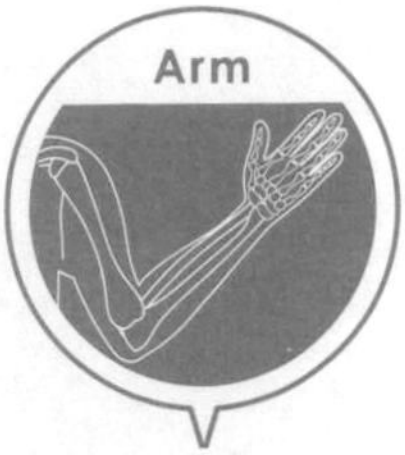

手臂疲勞的原因

由於手臂很長，即便一句簡單的「**手臂疲勞**」，也**必須仔細詢問並逐步縮小至具體的疲勞部位**。舉例來說，是上臂部位？手肘以下的前臂部位？是表面還是深層？同時還要透過「動作」去尋找造成疲勞的原因。如同我一再複述，只要知道疲勞部位，便能想像出為什麼會出現這個動作的原因；同樣道理，只要知道不斷重覆的是什麼動作，便能從中推敲出身體哪個部位容易蓄積疲勞。

接下來為大家介紹觀察手臂的訣竅。首先是上臂，基本上位於上臂的肌肉**多半用於驅動手肘**，而前臂的肌肉**多半與活動手腕**、**手指有關**。基於這個原理，**上臂疲勞通常是手肘過度使用所致**，而**手肘疼痛**並非手肘使用過度，而是**手腕和手指使用過度所致**。

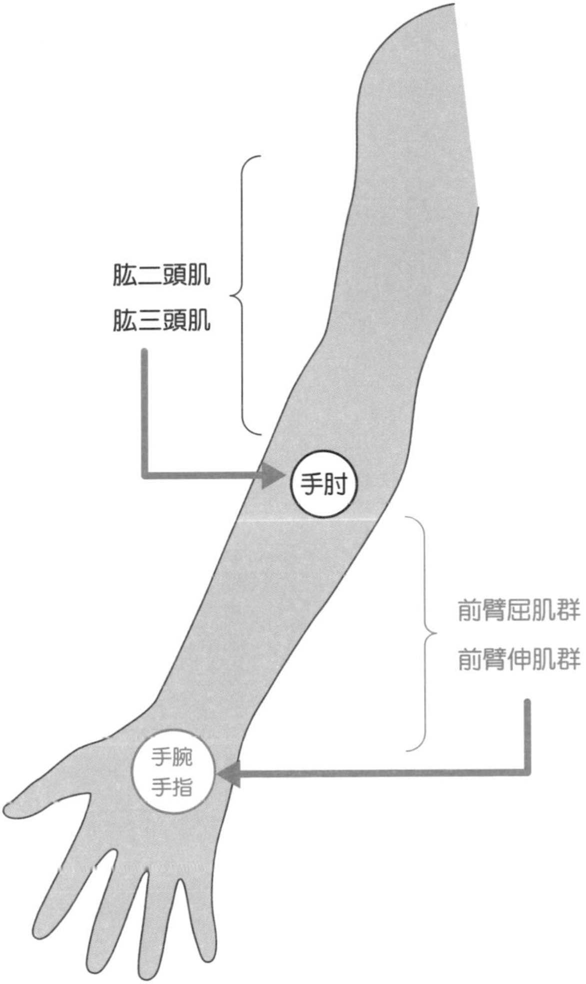
肱二頭肌
肱三頭肌
手肘
前臂屈肌群
前臂伸肌群
手腕
手指

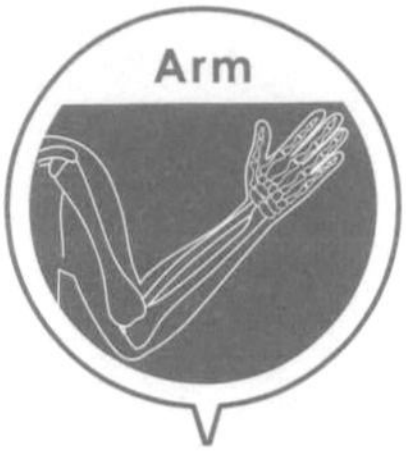

手肘屈曲與伸展、旋後與旋前

接下來為大家介紹手肘的二種主要動作。**彎曲伸直手肘的屈曲（彎曲動作）與伸展（伸直動作）**，這些應該都很容易理解。雖然屈曲伸展動作也會受到上臂粗細的影響，但正常情況下，屈曲可以達到145度，伸展則是5度。有過度伸展，亦即人稱「猿手」問題的人，甚至可能超過5度。

其次是**旋前與旋後**。如圖所示，從手掌朝向內側且大拇指向上立起的狀態**向內側傾倒的動作稱為旋前**（在我的講座中常以「蓋鍋蓋的動作」稱之）；而**向外側掀開的動作則稱為旋後**（掀鍋蓋的動作）。可能有人覺得：「奇怪！這不是手腕動作嗎？」事實上，這兩個動作必須搭配手肘同時跟著一起動才有辦法做得到。

手肘的伸展角度通常為5度。超過5度稱為過度伸展，可能會造成手肘疼痛。這種情況多半出現在關節柔軟的女性身上。

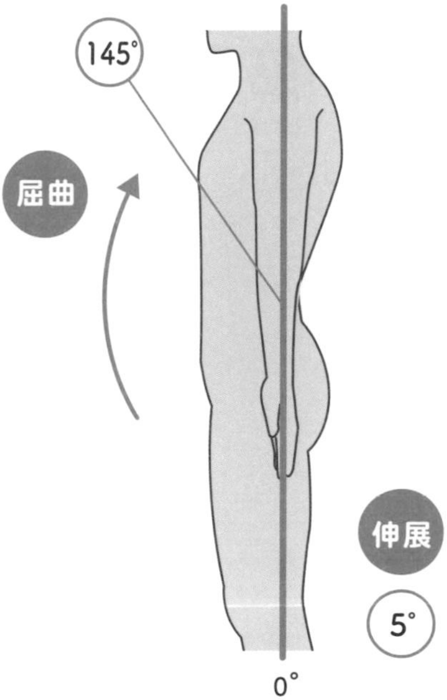

手掌朝向內側並進一步向內側傾倒，像是蓋鍋蓋的動作稱為旋前。另一方面，手掌向外側張開，像是掀鍋蓋的動作則稱為旋後。

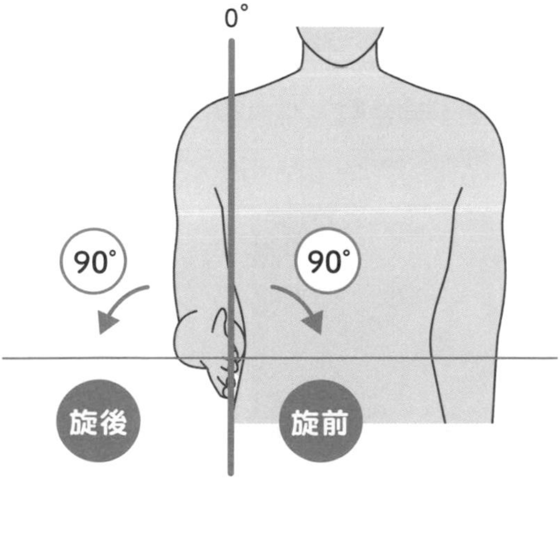

Biceps brachii

肱二頭肌

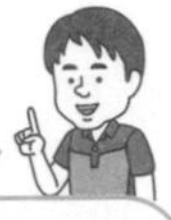

這是一般俗稱「小老鼠」的肌肉，有二個起點，所以稱為二頭肌。同時也因為作用於肩膀和手肘，所以稱為雙關節肌。

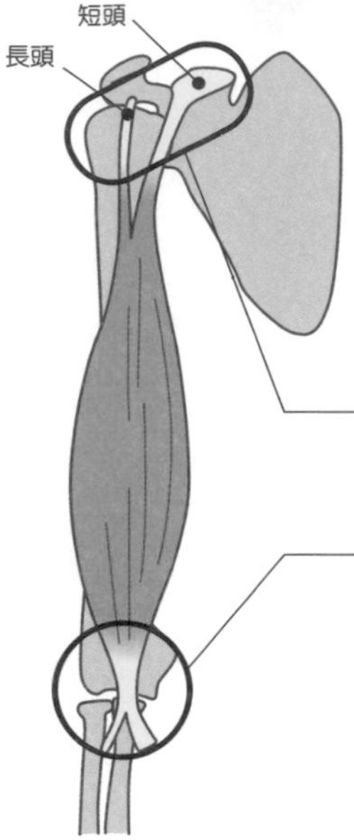

起點

長頭：肩胛骨的關節盂上結節
短頭：喙突前端

終點

橈骨粗隆後側，部分肌腱成為肱二頭肌腱膜。移行至前臂肌筋膜後附著於尺骨

支配神經	功用
肌皮神經（C5～C6）	肘關節屈曲、前臂旋轉、肩關節屈曲

一起尋找肌肉！

1 掌握整體樣貌

尤其要觸診到喙突部位。

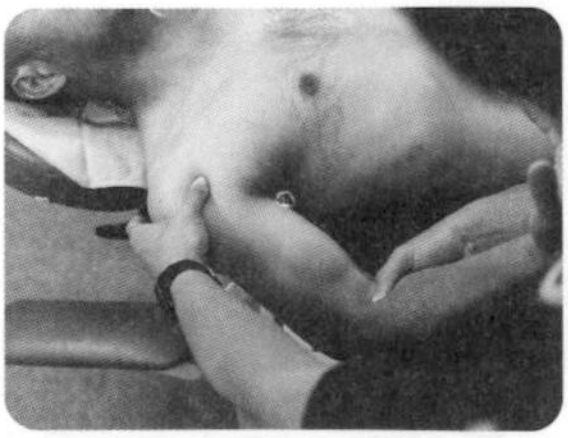

2 觸診肌肉

具有使前臂進行旋後運動的功用，試著做出旋後動作並進行觸診。

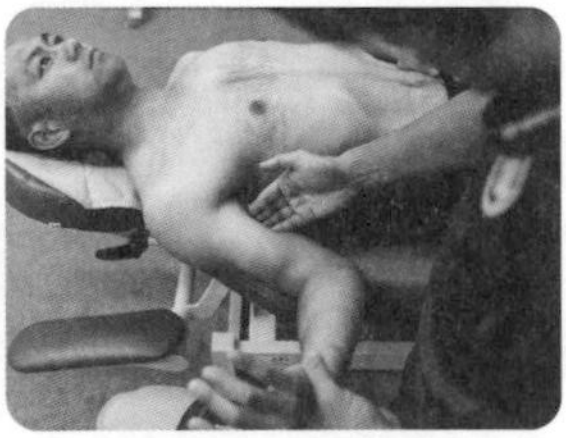

說到活動手肘的肌肉，當然首推全身最有名且俗稱「小老鼠」的**肱二頭肌**。想要壯大這個小老鼠，可以透過舉啞鈴訓練。彎曲伸展手肘便能確實活用這塊肌肉。如二頭肌的字面所述，這塊肌肉有二個起點，始於肩胛骨且長度較長的稱為長頭，始於肱骨且長度較短的稱為短頭。**長度不同卻要彼此合作**，難怪**長頭部分容易承受較大負荷**，因此容易**造成肱二頭肌長頭發炎**。另一方面，肱二頭肌的終點位於橈骨內側的橈骨粗隆上，肌肉收縮時，橈骨向外側旋轉產生「旋後」動作。

肱二頭肌異常時可能出現的症狀

- 肱二頭肌長頭肌腱炎
- 肱二頭肌長頭肌腱斷裂
- 肌肉疲勞、肌肉痛
- 投手肩

另外還有一塊參與手肘運動的**肱三頭肌**，這也是我個人最喜歡的肌肉之一。理由是就

Triceps brachii

肱三頭肌

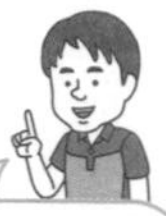

肱三頭肌是上臂部位中體積最大的肌肉。三頭中只有長頭始於肩胛骨，是橫跨肘關節與肩關節的雙關節肌！

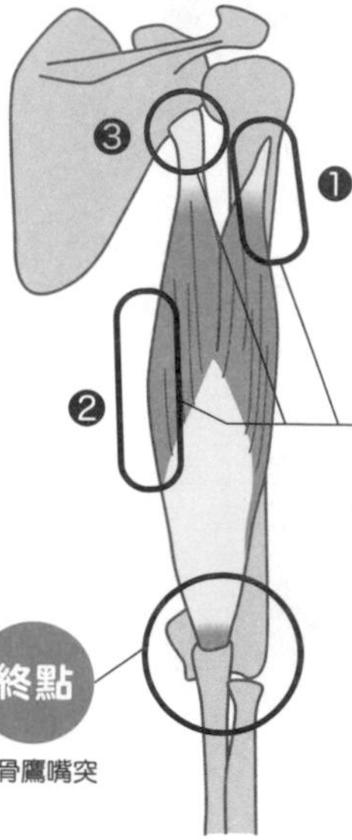

外側頭：❶肱骨後面（橈神經溝的上外側）、肱骨外側緣、上臂外側肌間隔

內側頭：❷肱骨後面（橈神經溝的下內側）、股骨內側緣、上臂內側肌間隔

長頭：❸肩胛骨的關節盂下結節

支配神經　橈神經（C6～C8）

功用　肘關節伸展、長頭作用於肩關節伸展與內收

一起尋找肌肉！

1 掌握整體樣貌

三頭和旋轉肌袖一樣終止於尺骨的鷹嘴突上。

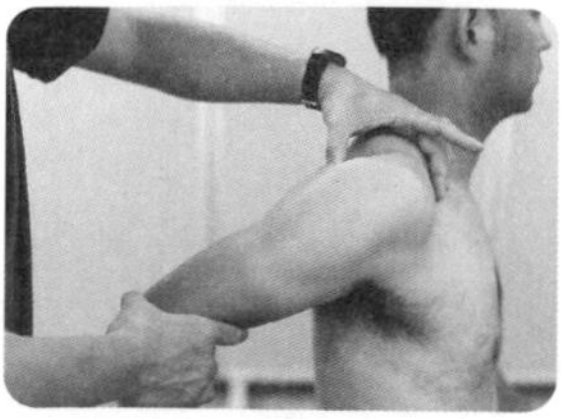

2 觸診肌肉

讓肩關節和肘關節做到最大屈曲時，肌腹的緊繃有助於觸摸到肱三頭肌。

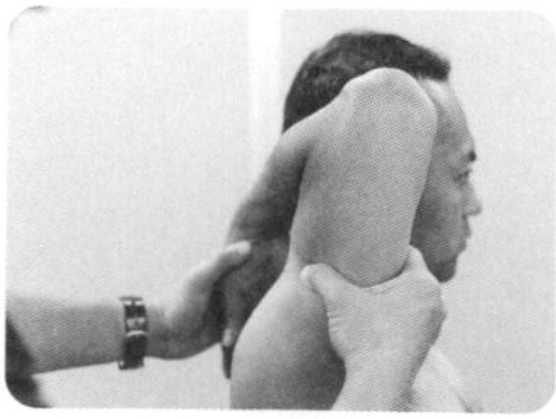

功能來說，肱三頭肌單純作用於手肘伸展和肩膀伸展，但實際上這塊肌肉也會**協同其他部位產生聯動，進而作用於維持姿勢或造成腰痛等現象**。本書雖然較少提及肌肉之間的關連性和動作聯動性的「功能解剖學」，但實際上，針對各式各樣的不適症狀，有不少推拿師會選擇從肱三頭肌著手進行治療。

基於我個人經驗，針對長年深受腰痛所苦的人，**我也多半選擇從舒緩肱三頭肌開始，而不是直接處理腰部肌肉**。由於能夠透過拉伸上臂而改善其他部位的不適症狀，因此常給客戶留下「宛如魔法」般的深刻印象。但這絕對不是魔法，基於功能解剖學，闊背肌、大圓肌、三角肌等和其他肌肉之間都具有密不可分的聯動性。

肱三頭肌異常時可能出現的症狀

- 肌肉疲勞、肌肉痛
- 肩膀僵硬、腰痛
- 姿勢不良

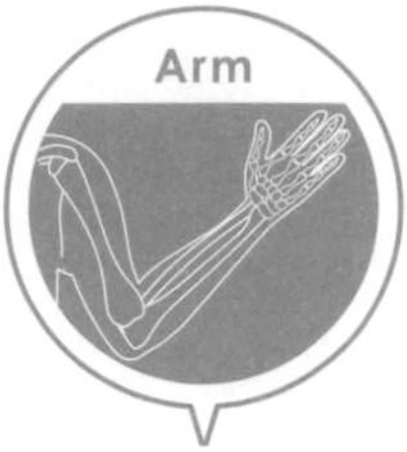

手腕的屈曲・伸展、尺偏・橈偏

接下來是**手腕動作**。我曾在手肘動作的章節中介紹過旋前和旋後運動，所以這裡會將重點擺在手腕動作。我們通常會在暖身操中做些轉動手腕的動作，而大家也都認為那是手腕的「旋轉」運動。但事實上，手腕（正式名稱為橈腕關節）是橢圓關節，**屬於雙軸關節的一種，因此關節只能朝四個方向活動**。

這四個方向各為沿縱軸運動的**屈曲和伸展**，以及沿橫軸運動的**橈偏**（往大拇指側活動）和**尺偏**（往小指側活動）。看起來像是迅速的連續旋轉動作，但實際上並非如此（與其說動作滑順，倒不如說卡卡的還比較貼切）。因此**改善手腕動作時，並非不斷轉動，而是確實往四個方向活動**，才能幫助手腕動作變流暢靈活。

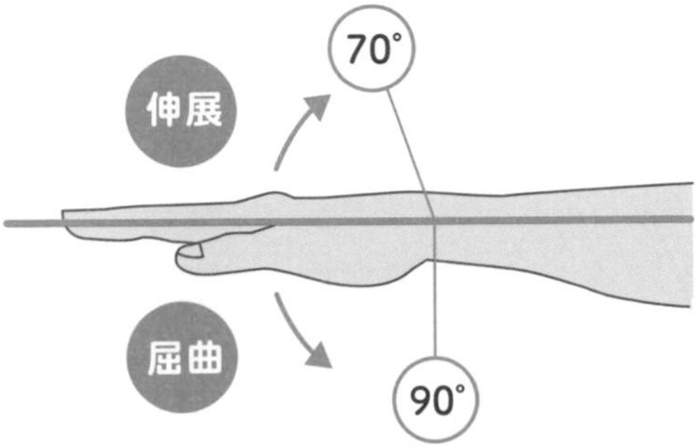

手腕於伸展姿勢中過度重覆反手動作，
容易引發手肘發炎的「外上髁炎」。

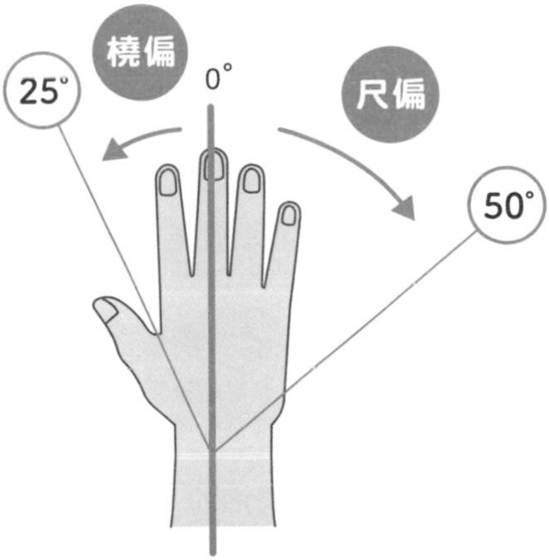

在手腕骨骼中，往大拇指側的「橈骨」方向彎曲，稱為「橈偏」；往小指側的「尺骨」方向彎曲，稱為「尺偏」。

Flexor digitorum superficialis

屈指淺肌

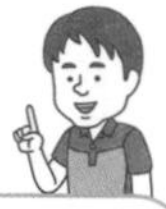

前臂屈肌群中最大的肌肉。位於尺側屈腕肌和掌長肌之間！

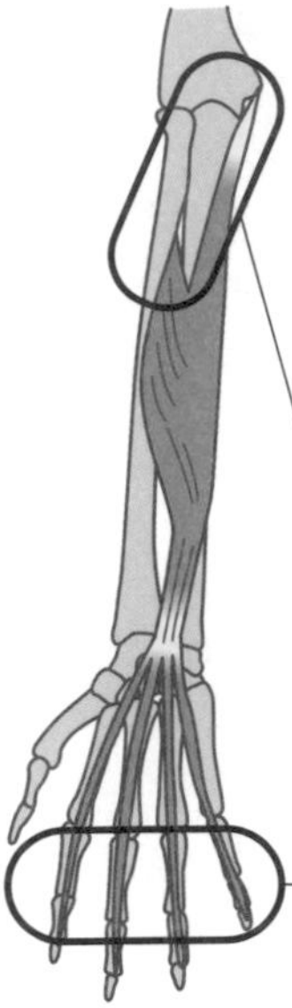

起點
上臂尺骨頭：肱骨內上髁、尺骨粗隆內側
橈骨頭：橈骨上端前面

支配神經
正中神經（C7～T1）

功用
食指至小指的PIP關節（近端指間關節）屈曲、MP關節（掌指關節）屈曲、輔助手腕關節的掌屈

終點
食指至小指的中間指骨體中央兩側的骨嵴

一起尋找肌肉！

1 掌握整體樣貌

伸直前臂至四指（大拇指除外）的長條肌肉。

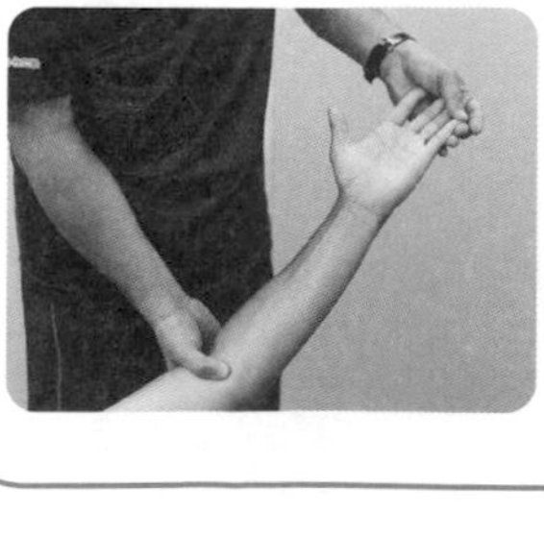

2 觸診肌肉

按壓位置若正確，四指會於按壓時自動彎曲。

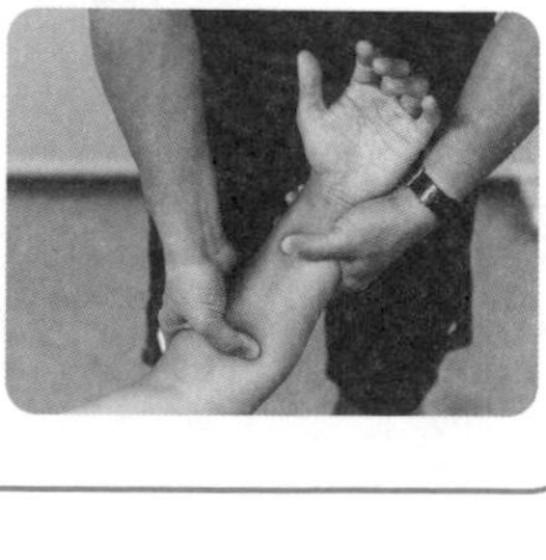

處置肌肉

手腕屈曲、尺偏・尺側屈腕肌

Flexor carpi ulnaris

尺側屈腕肌

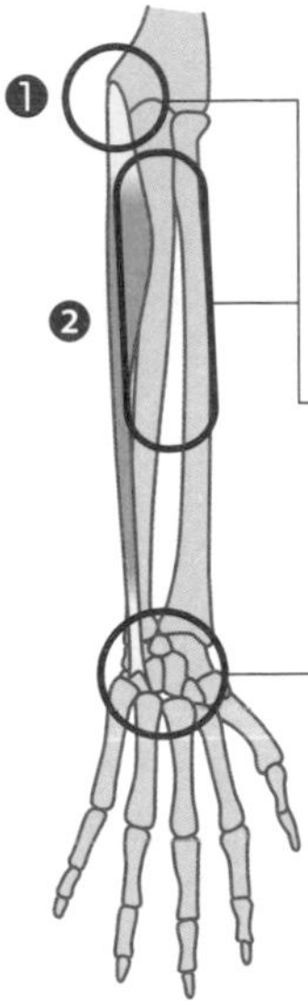

前臂屈肌群中位於最內側（尺側）的肌肉，切記這也是一條二頭肌！

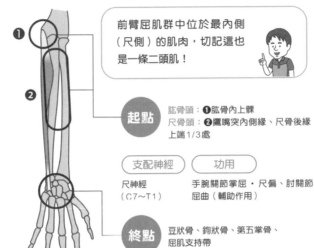

起點

肱骨頭：❶肱骨內上髁
尺骨頭：❷鷹嘴突內側緣、尺骨後緣上端1/3處

支配神經

尺神經（C7～T1）

功用

手腕關節掌屈・尺偏、肘關節屈曲（輔助作用）

終點

豆狀骨、鉤狀骨、第五掌骨、屈肌支持帶

一起尋找肌肉！

1 掌握整體樣貌

確認肌肉終止於腕骨，而不是指尖。

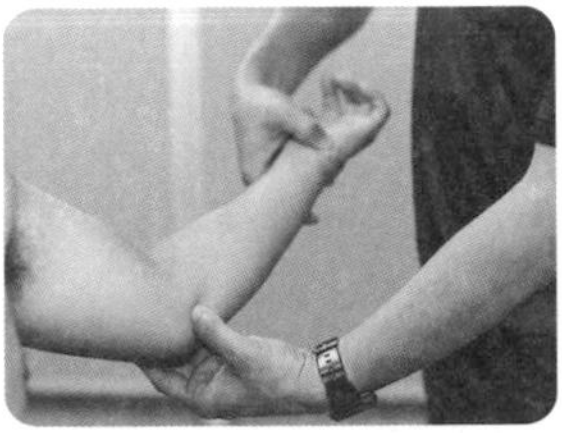

2 施以拉伸術

刻意讓手腕關節進行橈偏、伸展運動。

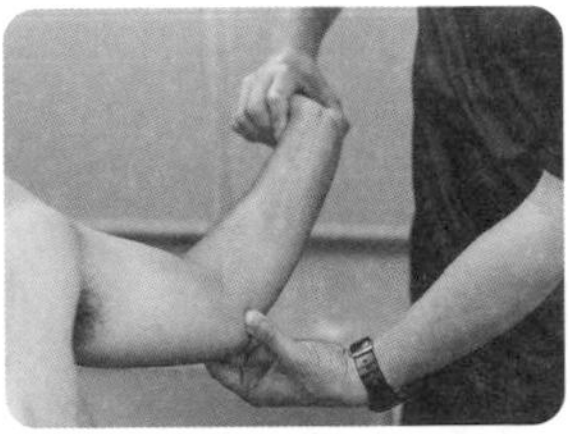

我想許多讀者應該都知道，我們的**前臂有不少肌肉**，光要熟記一種就得煞費苦心。有些人甚至在這個部分受盡折磨，因而對肌肉方面的學習產生障礙。正因為這樣的緣故，身為指導者必須格外用心，像這樣繁瑣又難以理解的部分，務必想辦法讓學員能夠理解整體樣貌。

將手掌朝上，看著自己的前臂。維持這樣的狀態並持續數次猜拳的石頭・布動作，我想大家應該看得出前臂肌肉的起伏動作。再觀察得細微點，不難發現握拳時肌肉會用力收縮。沒錯，讓手掌朝上的肌肉主要是作用於**手腕和手指屈曲的肌肉**，一般通稱為**「前臂屈肌群」**。先前列舉的屈指淺肌和尺側屈腕肌都屬於前臂屈肌群。而有趣的是，**絕大多數的前臂屈肌群都起始於手肘內側突出部位，也就是肱骨「內上髁」**。我們平時稱為「投手肘」的疲勞性傷害，其實就是投球時反覆握球、彎曲手腕造成肱骨內上髁發炎所致。

Extensor digitorum

伸指總肌

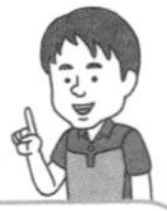

手指伸肌中最強而有力的肌肉，走行於前臂後側近乎中央的位置。屬於淺層肌肉，肉眼即可看得一清二楚！

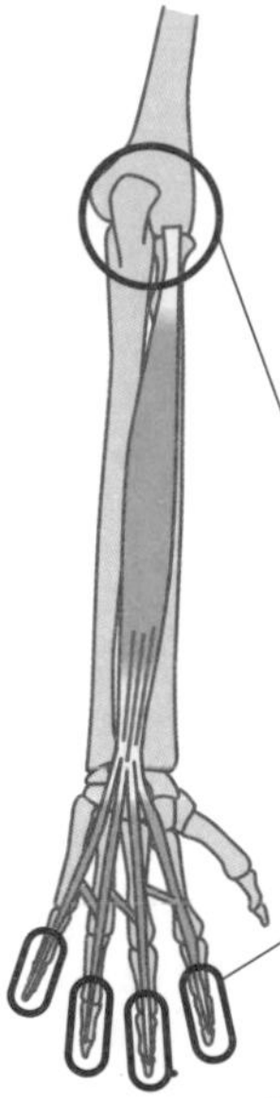

起點 肱骨外上髁、肌間隔、前臂肌筋膜

支配神經
橈神經深支（C6～C8）

功用
第2～第5指伸展、手腕關節背屈

終點
中央束：第2～第5中間指骨底背面
側索：第2～第5遠端指骨底背面

一起尋找肌肉！

1 掌握整體樣貌

張開手指更容易掌握肌肉所在位置。

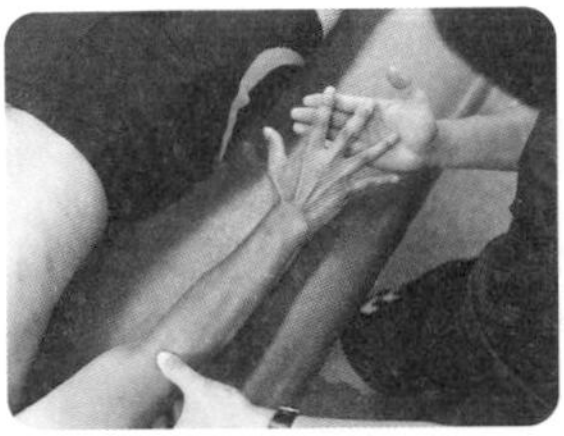

2 觸診肌肉

按壓時看得到肌肉伸直動作，才算是壓對地方。

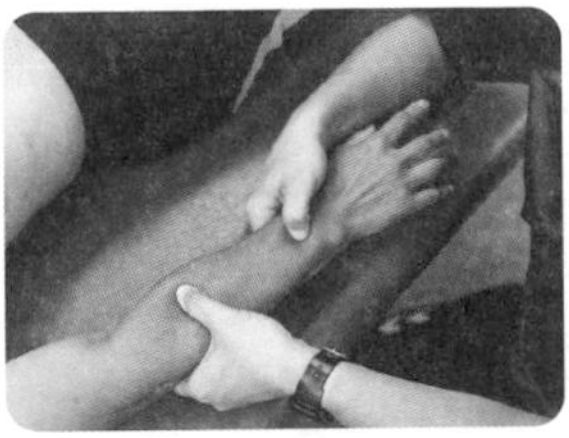

Extensor carpi radialis longus

橈側伸腕長肌

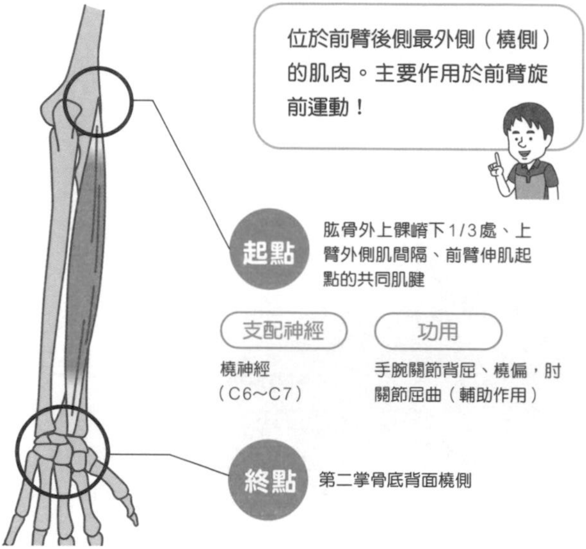

一起尋找肌肉！

1 掌握整體樣貌

確認肌肉停止於腕骨而非指尖。

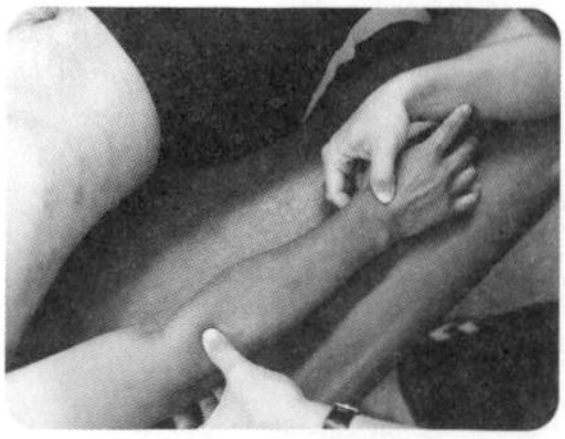

2 觸診肌肉

按壓時看得到第2指伸直動作，才算是壓對地方。

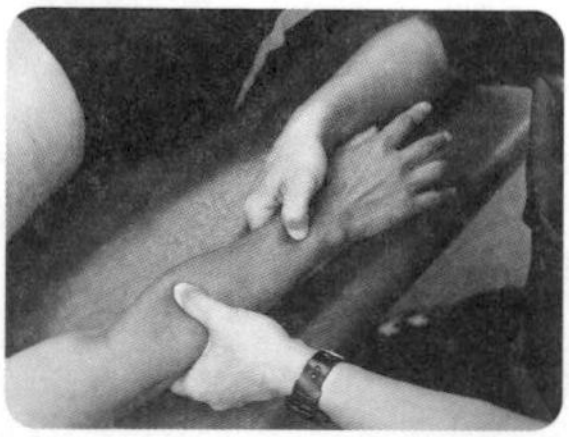

接下來將手背朝上，仔細看著自己的前臂。形狀會和之前手掌朝上時的情況相反。**這一側的肌肉多半有「伸」字**，所以稱為**「前臂伸肌群」**。如字面所示，這裡有許多作用於伸直手腕和手指的肌肉，相對於屈肌群主要起始於內上髁，伸肌群多半始於肱骨「外上髁」。另一方面，這個部位發炎稱為外上髁炎，由於多發生於反覆使用反手拍擊球（手腕位於伸展姿勢下擊球）的網球選手身上，因此也稱為「網球肘」。然而事實上，網球肘和先前提過的投手肘並非只發生在特定的運動員身上，只要過度使用手腕，即使不打網球也可能罹患網球肘。基於這個緣故，我們必須**確實掌握客戶平時的作息，並且預測容易過度承載負荷的部位**。

前臂肌肉數量眾多且複雜，除了**熟記所在位置外，也可以透過淺層・深層之間的相對位置關係**來加以理解。為了讓大家容易掌握，筆者將前臂整體肌肉的樣貌彙整於下頁供大家參考。

右側前臂屈肌群（手掌側）

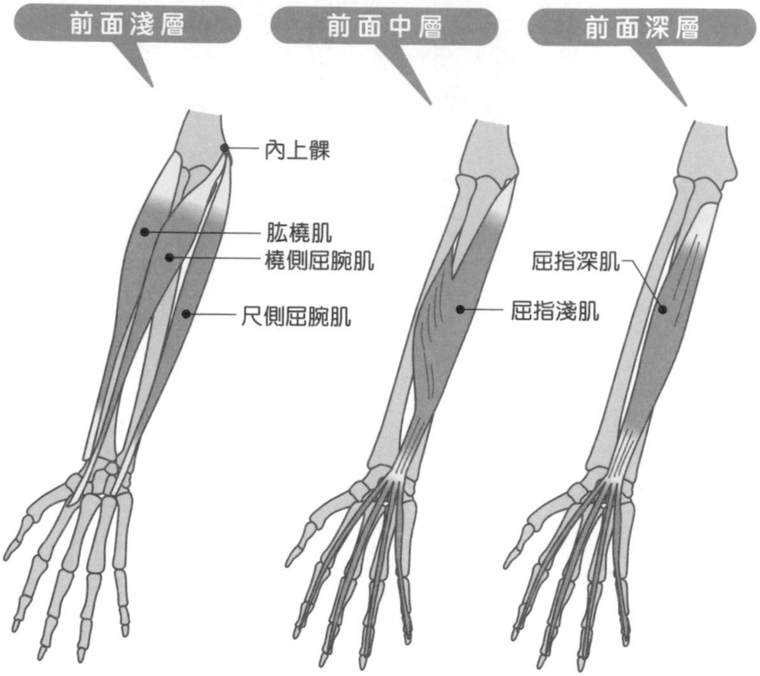

分類	主要肌肉	起點	主要功用
前臂屈肌群 （手掌側・8 塊）	淺層：始於肱骨內上髁的5塊肌肉 ①旋前圓肌 ②橈側屈腕肌 ③掌長肌 ④屈指淺肌 ⑤尺側屈腕肌 深層：始於前臂的3塊肌肉 ⑥屈指深肌 ⑦屈拇長肌 ⑧旋前方肌	肱骨內上髁 或前臂	彎曲手指・ 手腕屈曲

右側前臂伸肌群（手背側）

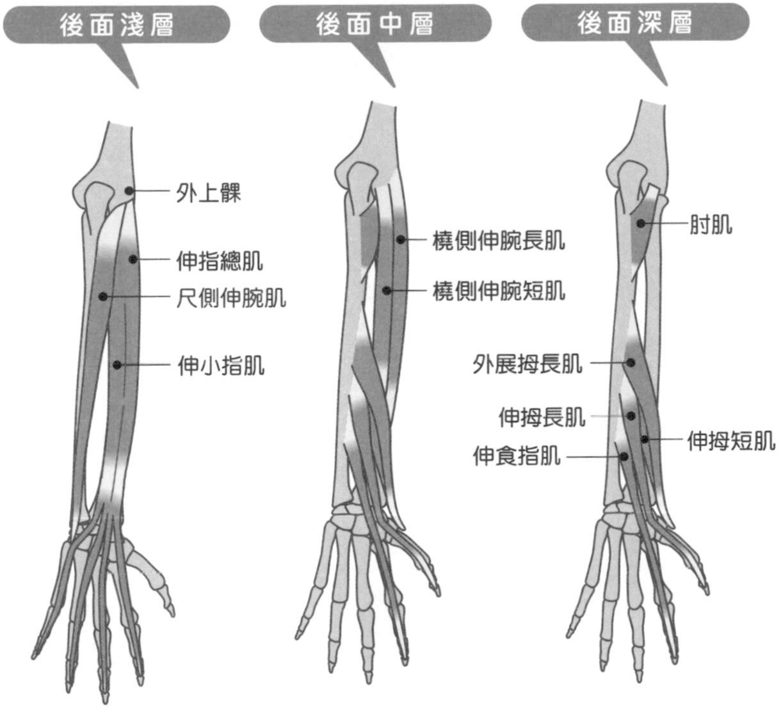

分類	主要肌肉	起點	主要功用
前臂伸肌群 （手背側・11塊）	淺層：始於肱骨外上髁的6塊肌肉 ①肱橈肌 ②橈側伸腕長肌 ③橈側伸腕短肌 ④伸指總肌 ⑤伸小指肌 ⑥尺側伸腕肌 深層：5塊肌肉 ⑦旋後肌 ⑧外展拇長肌 ⑨伸拇短肌 ⑩伸拇長肌 ⑪伸食指肌	肱骨外髁或前臂	伸直手指・手腕伸展 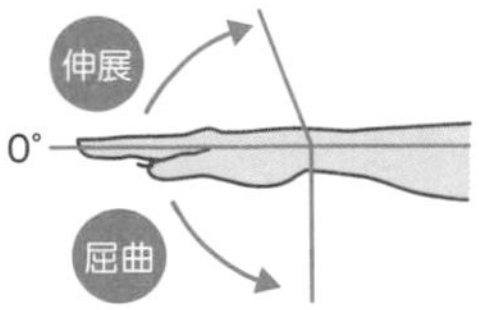

手臂
拉伸技法
實作篇

幫助緩解手臂疲勞的拉伸技法

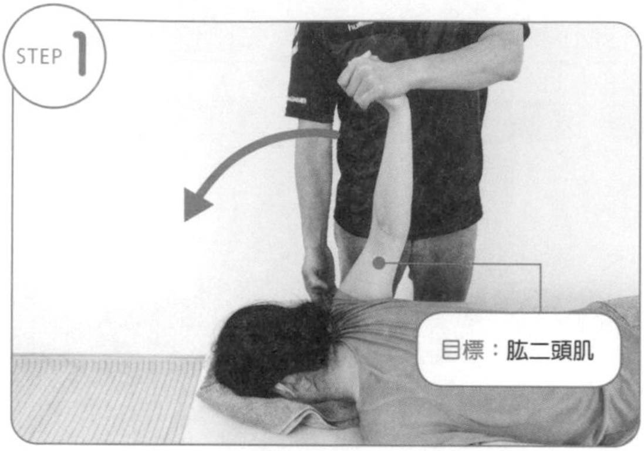

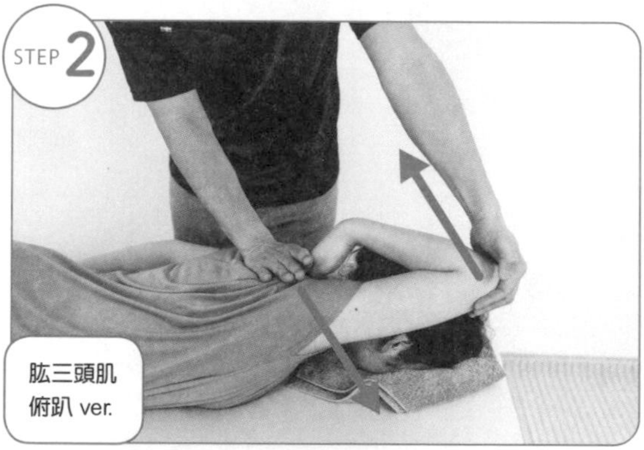

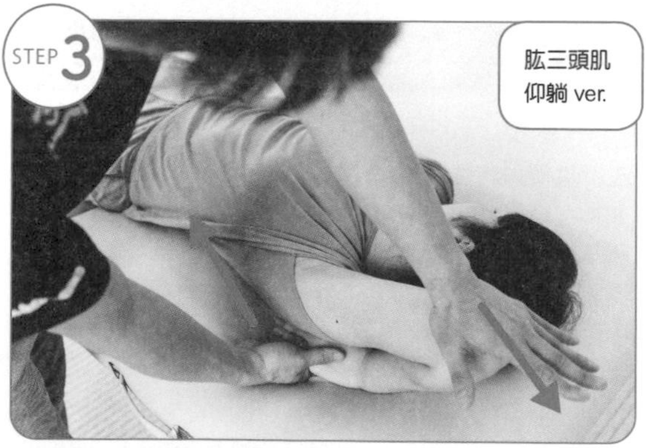

STEP 4

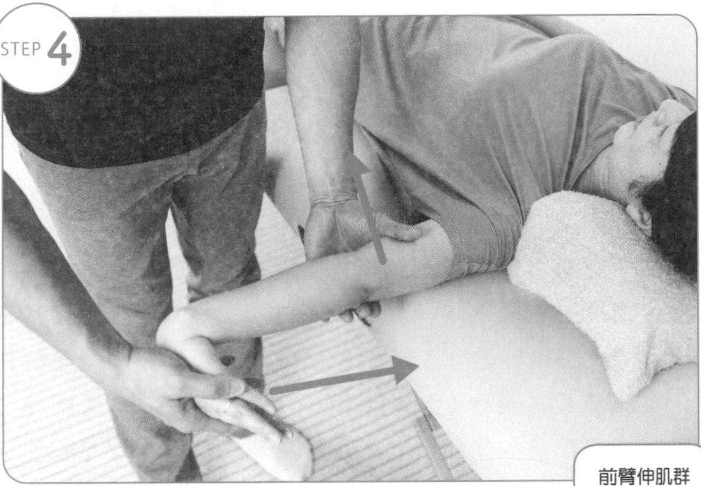

前臂伸肌群

STEP 5

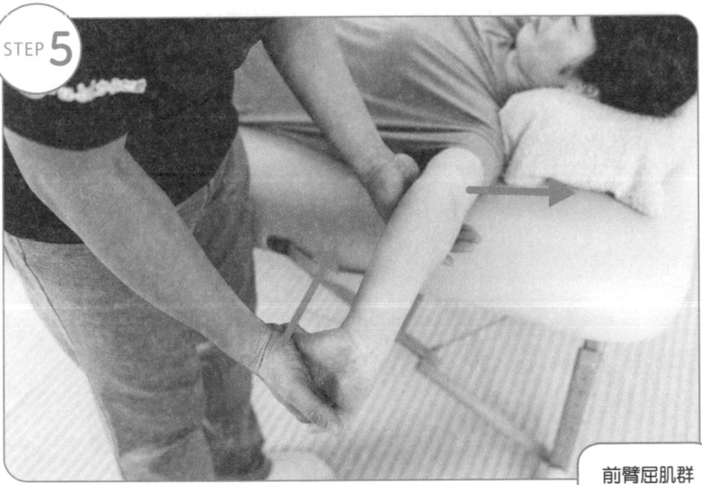

前臂屈肌群

Advice

推拿師
使用的拉伸治療法

～手臂疲勞篇～

一般說到手臂問題，最常聽到的就是「腱鞘炎」。**腱鞘是指包覆在肌腱周圍的滑膜組織，主要功用是保護肌腱**。肌腱與腱鞘之間充滿滑液，幫助肌腱在腱鞘中順暢滑動，但過度使用肌腱造成滑液減少，肌腱容易和腱鞘互相摩擦而發炎或產生疼痛。

通常受傷後經過一段時間會慢慢痊癒，但腱鞘炎可說是一種職業病，持續2、3年以上也不足為奇。換句話說，就算給予正確的施術或照護，若不澈底改善滑液不斷減少的不良環境，疼痛依舊如影隨形。腱鞘炎對我們推拿師來說，也算是一種非常難纏的問題。

遇到這種情況，我們需要客戶的協助與配合。這道理好比**就算再怎麼灌水搶救，火勢若不斷竄出，這場大火也難以澈底熄滅**。

- 使用量
- 使用方法
- 使用後的照護
- 原本的能力（肌力、肌耐力）

確實觀察這些要件，問題肯定出在其中一項，逐一測試並和患者一起討論改善對策，保持彼此之間的良性互動關係。

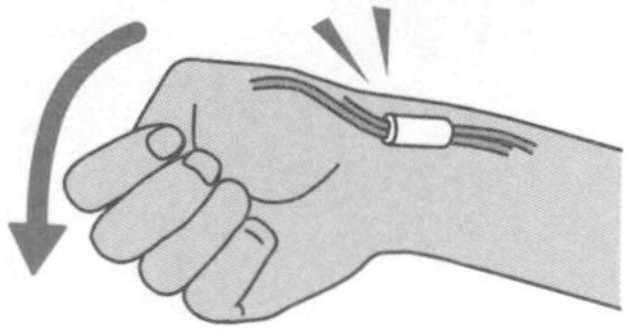

熟記有助於
改善腰痛
的腰間肌肉！

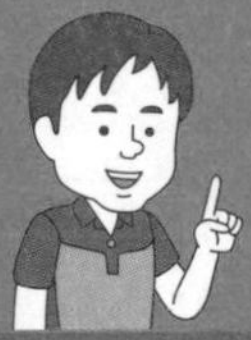

Chapter
4

改善腰痛

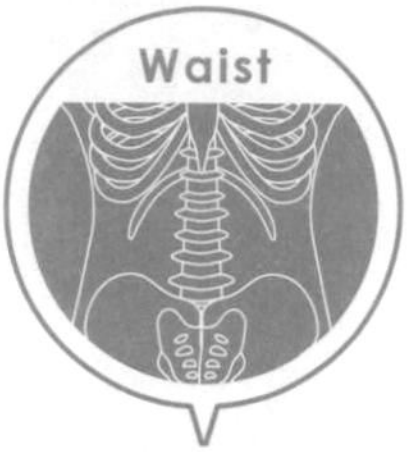

腰痛的原因

腰痛是國民病，在國民生活基礎調查中位居自覺不舒服症狀的第一、二名。據說有腰痛不適症狀的人高達兩千八百萬之多，而這也是上門找我推拿治療的客戶最常遇到的問題。換句話說，**具備解決腰痛問題的高超技術，是從事這個行業的最低限度條件**。不擅長處理腰痛問題的推拿師，好比沒有自信處理鮪魚的壽司店師傅。

另一方面，希望大家特別留意**有腰痛不適症狀的患者之中，大約85%是不明原因造成**。之後的章節中我將再詳細說明，但實在有太多不明原因的腰痛難民求助無門，所以該是我們推拿師上場的時候了。同時也為了減輕臨床醫療人員的負擔，我們更應該**積極推動預防腰痛的因應對策，對社會貢獻一己之力**。希望藉由這本書增加大家對處理腰痛的相關知識與技巧。

無論男性或女性都深受腰痛所苦

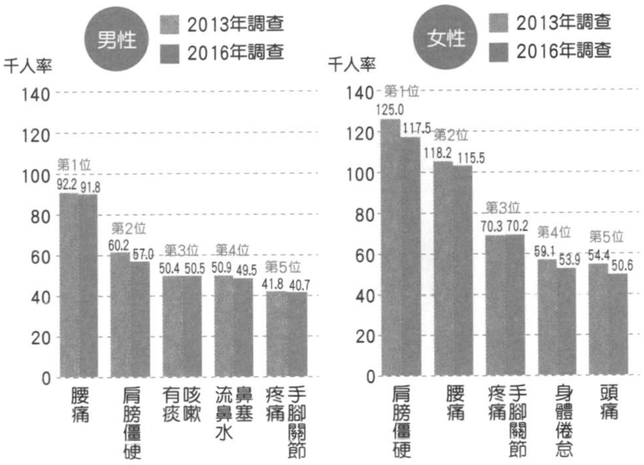

「主訴率前 5 名症狀」（複選答題）
根據厚生勞働省「國民生活基礎調查」

大部分為非特定原因的腰痛

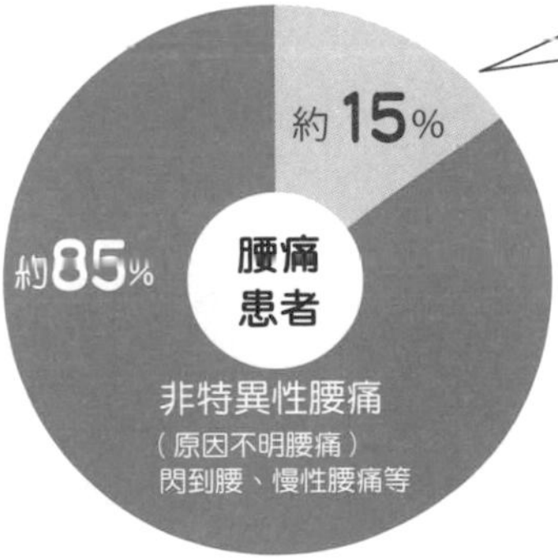

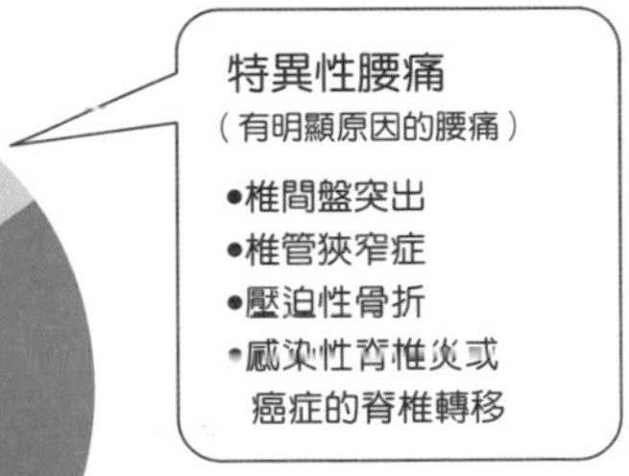

最初診斷中約有 85%為原因不明的「非特異性腰痛」，閃到腰或一般慢性腰痛也都屬於非特異性腰痛。

（數據來源：JAMA268：760-765.1992）

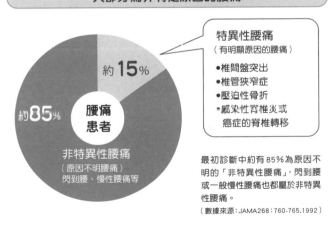

常聽人說腰部的推拿施術很困難，因為腰痛類型五花八門。例如肌肉僵硬或疲勞造成的腰痛、骨骼歪斜或側彎造成的腰痛、長時間固定不動造成的腰痛、過度活動造成的腰痛等等。由於**腰痛類型十分多樣化，必須因應各種類型給予施術和建議**。

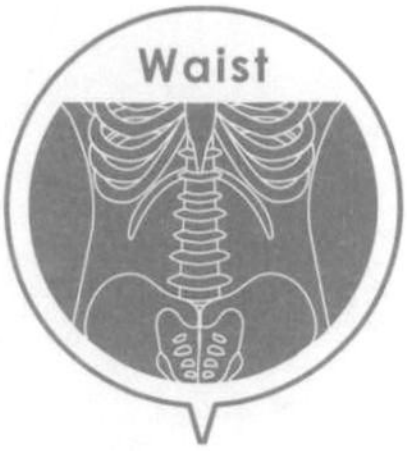

何謂骨盆的正確位置？

參加講座的學員經常問我「骨盆的正確位置究竟在哪裡？」老實說，這是一個十分難以回答的問題。舉例來說，骨盆會向前傾（翹屁股型），也會向後傾（高齡者型），站立姿勢下，為了打造生理彎曲，骨盆多少會前傾以維持重心，而仰躺睡覺時，由於重力作用方式不同於站立姿勢，這時候不需要骨盆前傾。

換句話說，**正確的骨盆位置和動作會依當下情況而有所改變**，因此不存在所謂「這個位置才正確」的說法。再以坐在平衡球上為例，我們必須透過骨盆拚命保持平衡以穩定上半身動作，骨盆需要時而前傾，時而後傾，甚至時而歪斜。**骨盆最需要的是「活動自如」**，縱使骨盆位置再端正，若無法在所處位置上自由活動，換句話說如果處於「被固定」的狀態，反而容易引發各種不適症狀。我有不少客戶都有類似骨盆遭到固定的情況，但我從未想過改變他們的骨盆位置，畢竟人體動作五花八門，打造能夠自由移動以配合人體各種活動的骨盆才是首要之務。

那麼，**應該怎麼做才能釋放骨盆，讓骨盆靈活運轉呢**？處理問題之前必須先了解骨盆類型，解決對策依骨盆固定於前傾位置、後傾位置或中間位置而有所不同。接下來為大家介紹造成不同骨盆固定位置的各種肌肉。施術時確實掌握**應該鍛鍊處理的肌肉和應該緩解處理的肌肉這兩者之間的差異**。

骨盆傾斜

骨盆形狀	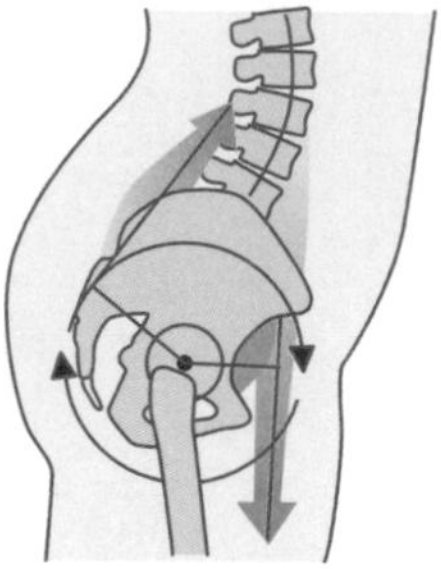 前傾	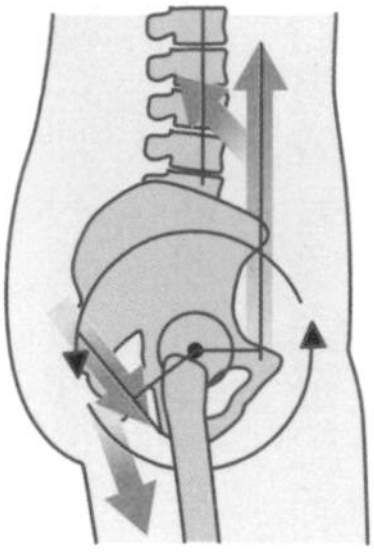 後傾
應該緩解處理	● 股四頭肌 ● 闊筋膜張肌 ● 髂腰肌 （腰大肌、腰小肌etc） ● 豎脊肌	● 膕旁肌群 ● 臀肌群 ● 腹肌群
應該鍛鍊處理	● 膕旁肌群 ● 臀肌群 ● 腹肌群 （腹直肌、腹橫肌等）	● 豎脊肌 ● 股四頭肌 ● 髂腰肌 ● 闊筋膜張肌
代表性姿勢	● 反折腰（腰椎前凸） ● 駝背（胸椎後彎） ● 頭部前傾	● 頸椎過直 ● 駝背、脊椎後彎症

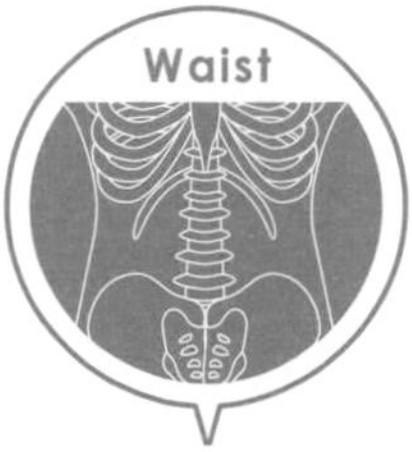

腰部屈曲、伸展、側彎、旋轉

腰部的屈曲、伸展、左右旋轉、左右側彎等動作幾乎和頸部動作相同。另外還可以做出健康操中大幅度旋轉身體的動作。因為本身構造的關係，可動範圍相當大。**從骨盆縱向延伸的腰椎在抵達肋骨之間，左右兩側各有一個很大的空間**。身體便是利用這個空間才得以大幅度轉動，但大動作的代價是**構造極度不穩定**。基於這個緣故，腰椎必須仰賴肌肉協助，而身體動作也會隨肌肉狀況時好時壞。

作用於腰部動作的肌肉包含腹內斜肌、腹外斜肌、腰方肌、闊背肌等。

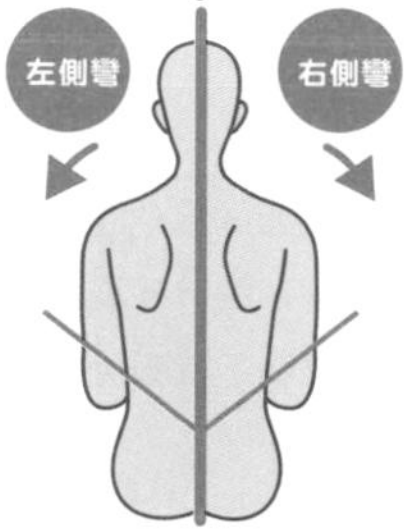

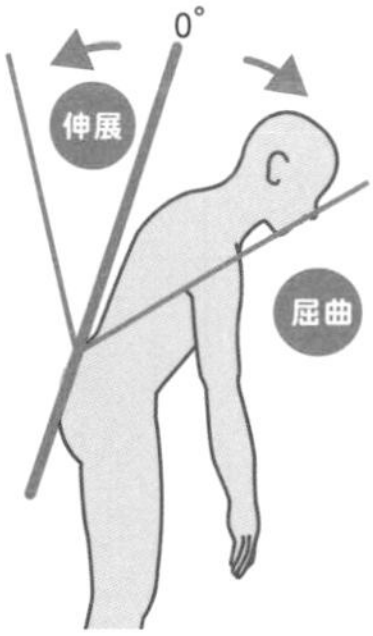

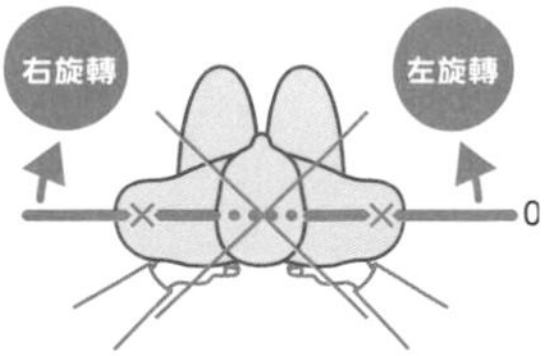

※腰椎兩側各有
一個空間

位於肋骨與髂骨之間的骨骼只有腰椎，因此腰椎的左右兩側各有一個空間。由腹內斜肌、腹外斜肌、腰方肌、闊背肌等負責支撐這個空間。

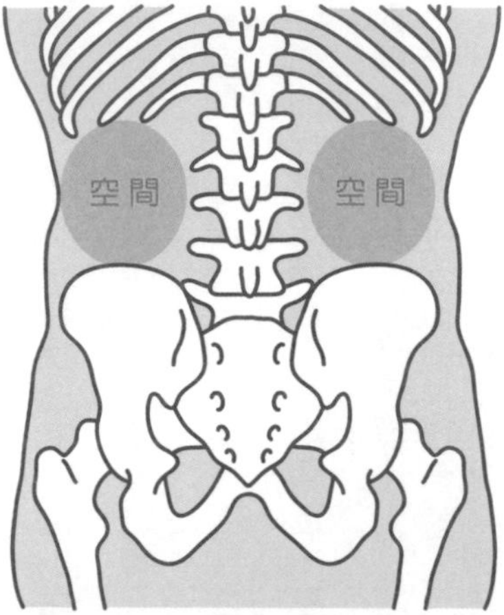

可動範圍大，
因此較不穩定！

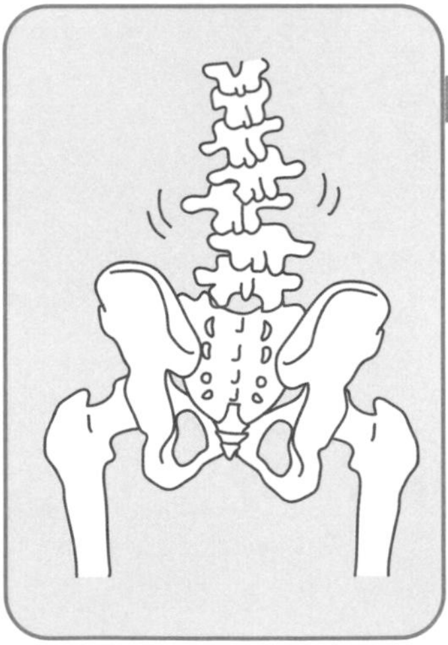

支撐四周圍的
肌肉狀況
是重要關鍵！

支撐周圍的肌肉狀況不佳時恐會造成腰痛。由於按摩治療具有一定難度，建議使用拉伸治療比較有效。

Internal oblique

腹內斜肌

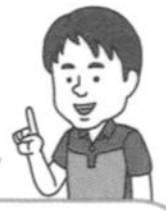

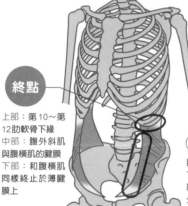

腹內斜肌所在位置比腹外斜肌深層一些，比腹橫肌淺層一些。在排便、咳嗽、分娩等場合中作用於提升腹壓！

起點

腹股溝韌帶外側一半的地方、髂肌筋膜、髂嵴、中間線前2/3處、深層胸腰筋膜

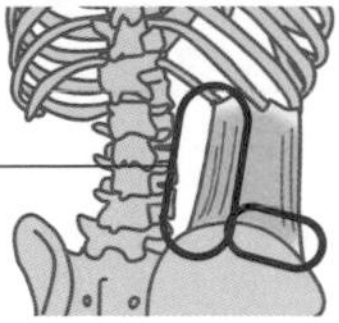

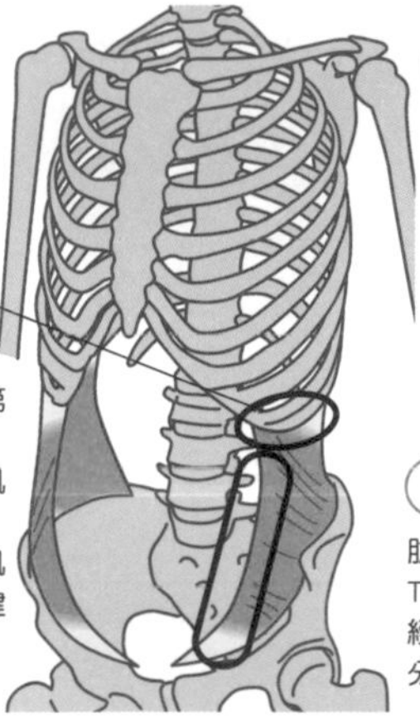

終點

上部：第10～第12肋軟骨下緣
中部：腹外斜肌與腹橫肌的腱膜
下部：和腹橫肌同樣終止於薄腱膜上

支配神經

肋間神經（T6～T12）、髂腹下神經與髂鼠蹊神經分枝

功用

軀幹屈曲、側彎、向同側旋轉、骨盆側邊傾斜

一起尋找肌肉！

1 掌握整體樣貌

確認從中心部位朝髂骨斜下走行的肌纖維。

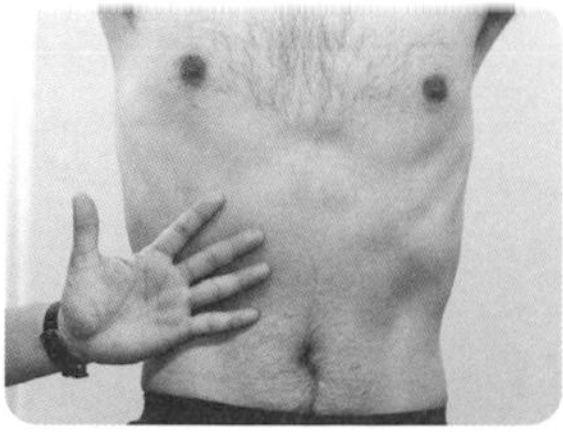

2 確認肌肉收縮

軀幹向同側扭轉有助於觸摸到肌肉的收縮狀態。

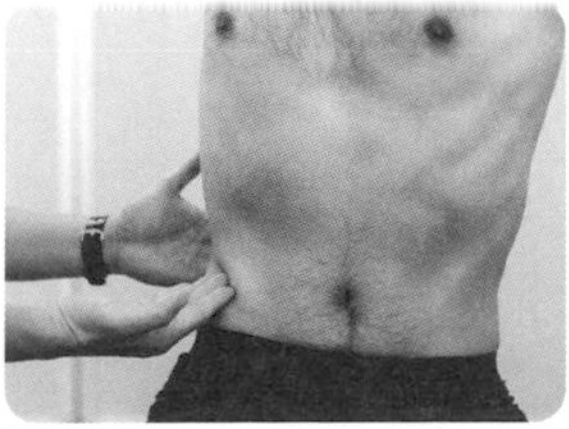

處置肌肉
腰部屈曲、旋轉、側彎・腹內斜肌

External oblique

腹外斜肌

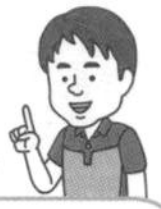

側腹最表層的肌肉。對軀幹動作的貢獻遠大於腹內斜肌！

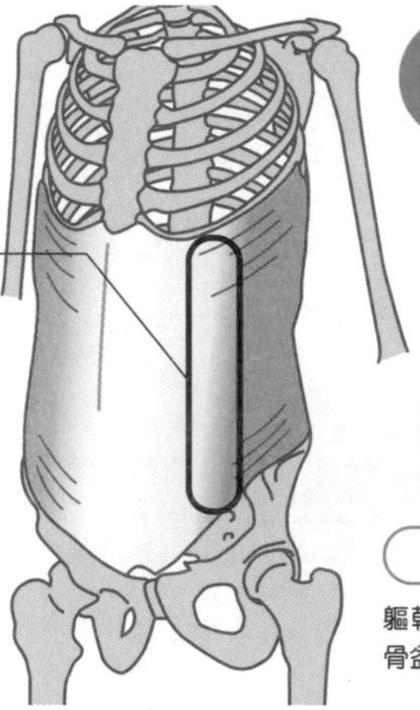

起點

第5～第12對肋骨外側面與下緣

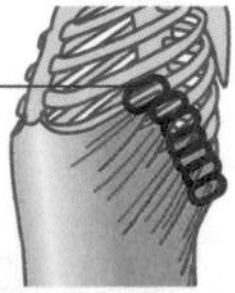

終點

髂嵴外唇的前半部、腹股溝韌帶、腹直肌鞘前層

支配神經

肋間神經（T6～T12）、髂腹下神經與髂鼠蹊神經

功用

軀幹屈曲、側彎、向對側旋轉、骨盆後傾、向側邊傾斜

一起尋找肌肉！

1 掌握肌肉走行

確認從外側朝中心部位斜下走行的肌纖維。

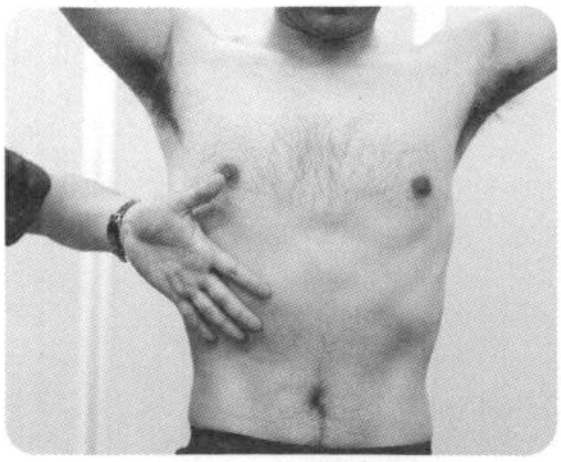

2 確認肌肉收縮

軀幹向對側扭轉有助於觸摸到肌肉的收縮狀態。

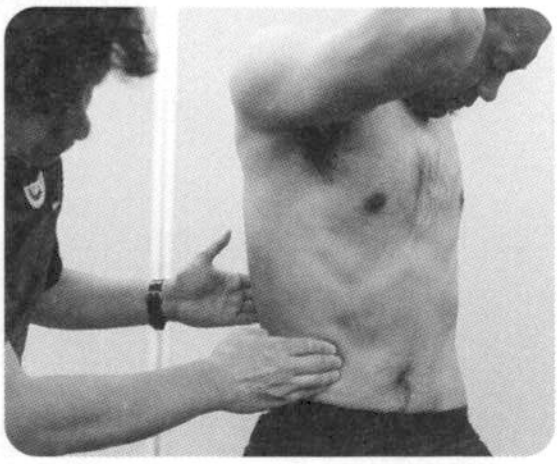

Quadratus lumborum

腰方肌

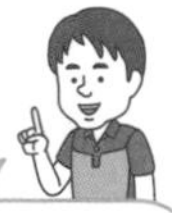

位於深層，雖然體積小，但經由骨盆作用於抬起髖關節、下壓第12對肋骨！

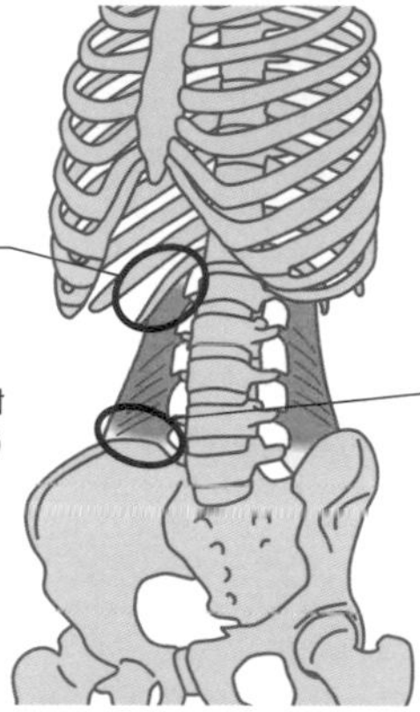

起點

髂嵴與髂腰韌帶
※起點和終點都位於後側。

終點

第12肋骨、第1～第4對腰椎（橫突）

支配神經

第12對肋間神經、第1～第4對腰神經

功用

單側：作用於軀幹朝同側彎曲。
雙側：腹部用力、唱名（相撲）、固定第12節肋骨

一起尋找肌肉！

1 掌握整體樣貌

透過觸診髂骨和肋骨，實際掌握這兩塊骨骼比圖上所見的來得小。

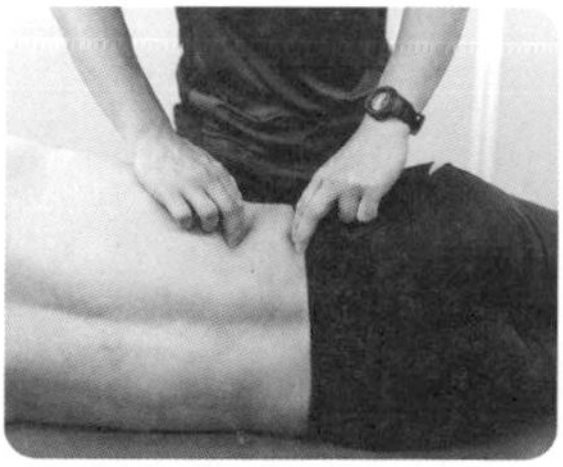

2 觸診肌肉

腰方肌位於腰椎兩側，需要深度按壓才觸摸得到。

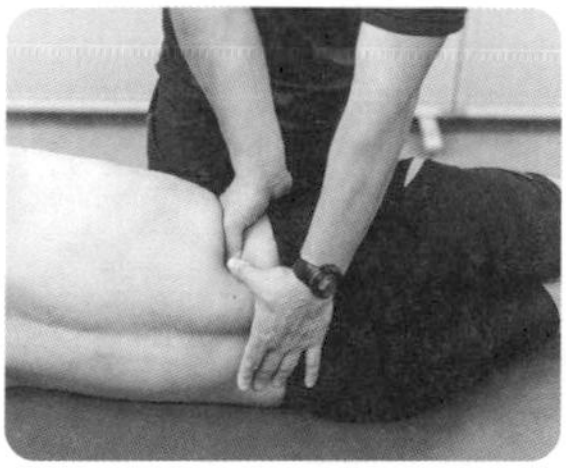

Latissimus dorsi

闊背肌

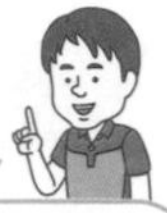

人體中面積最大的肌肉，是從事體育運動時非常重要的一塊肌肉。勤加鍛鍊這塊肌肉，可以打造出「倒三角形」身材！

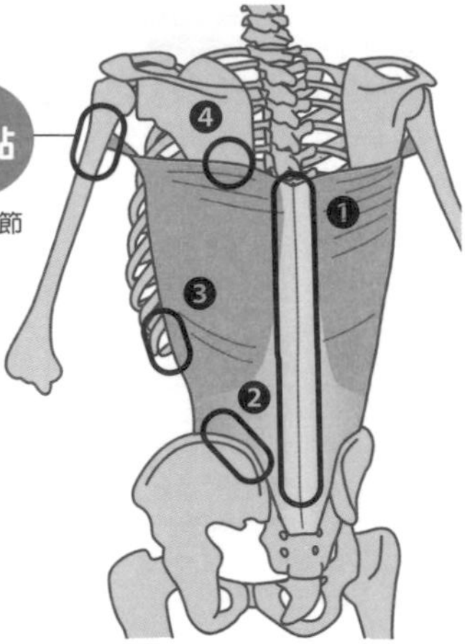

終點

肱骨結節間溝底

起點

脊椎骨部：❶T7～L5棘突、薦正中嵴、棘上韌帶

髂骨部：❷髂嵴後側1/3處

肋骨部：❸第10～第12對肋骨

肩胛骨部：❹肩胛骨下角

支配神經

胸背神經（C6～C8）

功用

肩關節伸展、內收、內轉、下壓肩帶、於固定手臂時上提・前傾骨盆

一起尋找肌肉！

1 確認肌肉收縮

肩關節於伸展姿勢下進行內收運動時，可以清楚看到肌肉收縮。

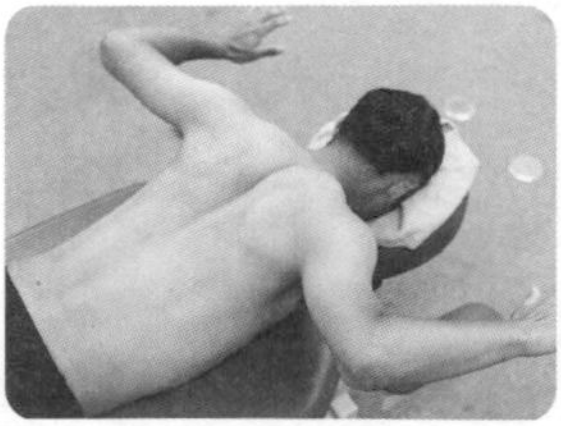

2 進行拉伸治療

針對另外一側的肩膀進行外展・外轉運動，確認肌纖維的伸展。

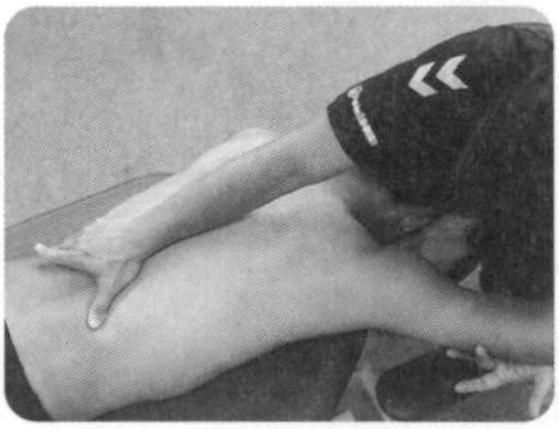

先前介紹過好幾種肌肉，他們的共通點都是**因為位置和構造緣故**，**以指壓等按摩方式進行治療實非容易之事**。腹斜肌和闊背肌非常薄且範圍非常大，而腰方肌本身很小且位於深層，針對這些肌肉進行觸診時需要極為高超的技術（有些醫師表示根本摸不到腰方肌）。相較之下，**拉伸技法的效果比較好**，但這種技法也不簡單，若再加上施術錯誤，恐怕無法得到真正的治療效果，因此還請大家務必參考接下來介紹的拉伸手法。

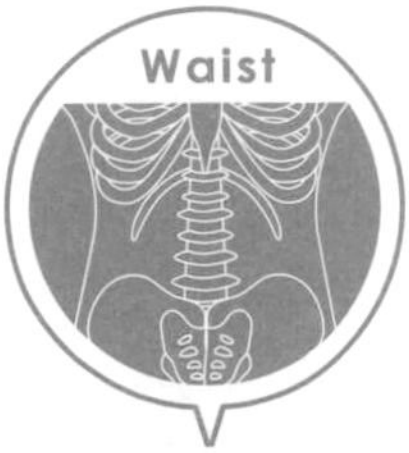

關於腹壓

防止腰痛不可或缺的條件之一是**腹壓**。先前提過的空間並非只存在腰椎兩側，腰椎前面也大大空著。腸胃等內臟全位在這個空間中，然後再由腹膜將這些內臟包覆起來，**腹

膜中的壓力稱為腹壓。想像肚子裡有一顆沙灘球，沙灘球消風皺巴巴的狀態代表「腹壓低」，膨脹飽滿的狀態代表「腹壓高」。若說哪一種狀態比較好，無論是日常生活或從事激烈運動，**當然都是腹壓高比較好**。

腰間肌肉多半薄且面積寬廣，為的就是維持一定的腹壓。這些肌肉若無法正確發揮功用，不僅容易誘發腰痛，即便推拿師再怎麼採取治療身體歪斜或緩和肌肉緊繃等正確處置，腰痛依舊容易復發。

另一方面，腹壓也與呼吸有密不可分的關係，除了可能造成腰痛外，也會對全身產生影響，諸如肩膀僵硬、膝蓋疼痛等。基於上述說明，我想大家應該能夠理解為什麼我們稱腹壓為「不可或缺的條件」。反過來說，**只要提高腹壓，便有可能解決各式各樣的身體不適症狀**。稱腰部是身體的重要關鍵部位一點都不為過。

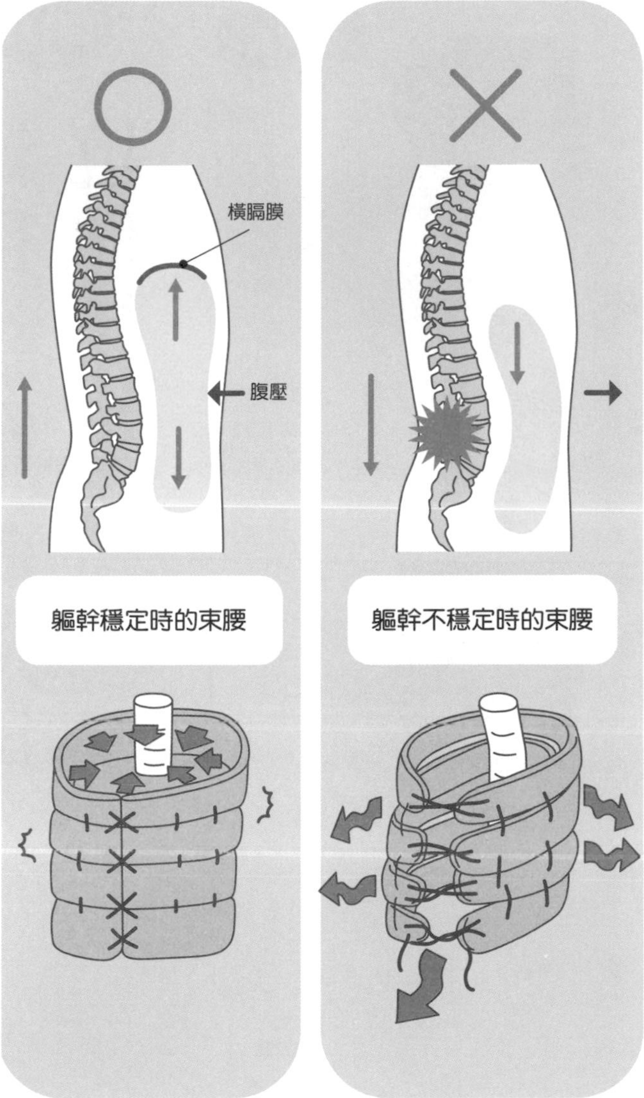
橫膈膜
腹壓
軀幹穩定時的束腰
軀幹不穩定時的束腰

腰部
拉伸技法
實作篇

幫助緩解腰痛的拉伸技法

緩解腰部疼痛的拉伸技法

腹斜肌

STEP 1

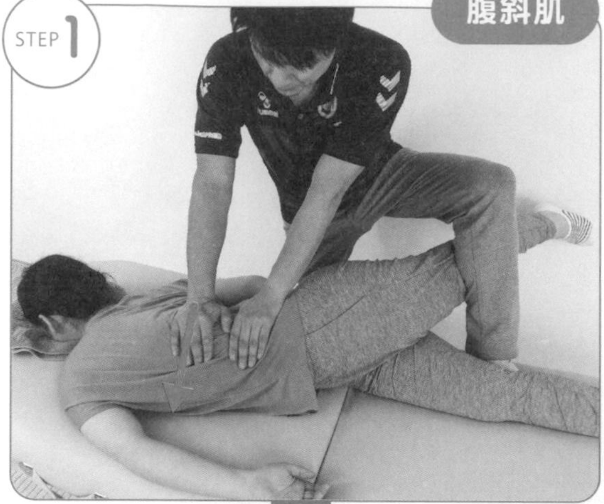

STEP 2

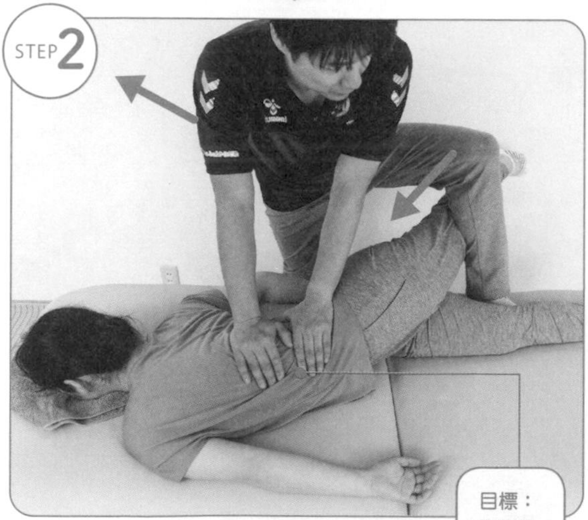

目標：
腹斜肌

STEP 1

腰方肌

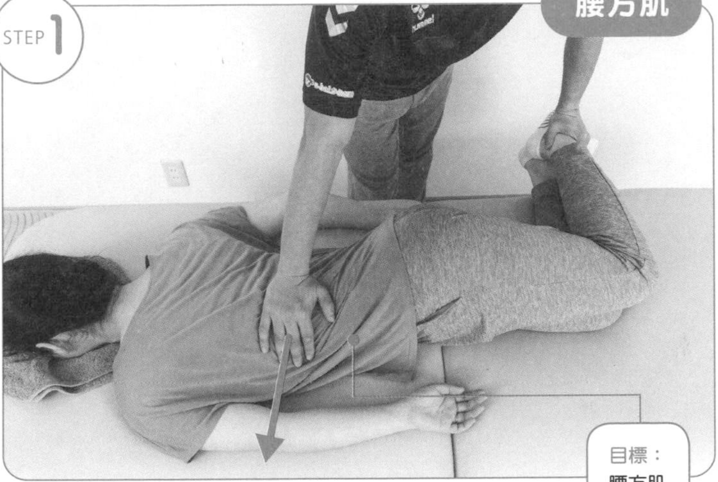

目標：
腰方肌

STEP 2

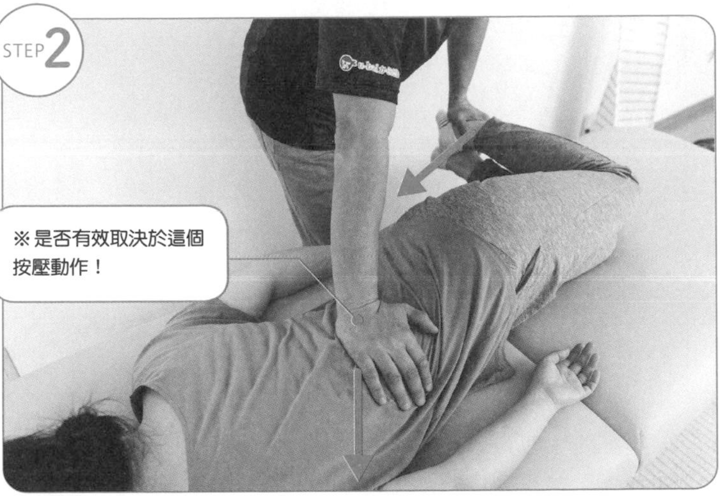

※是否有效取決於這個按壓動作！

STEP 3

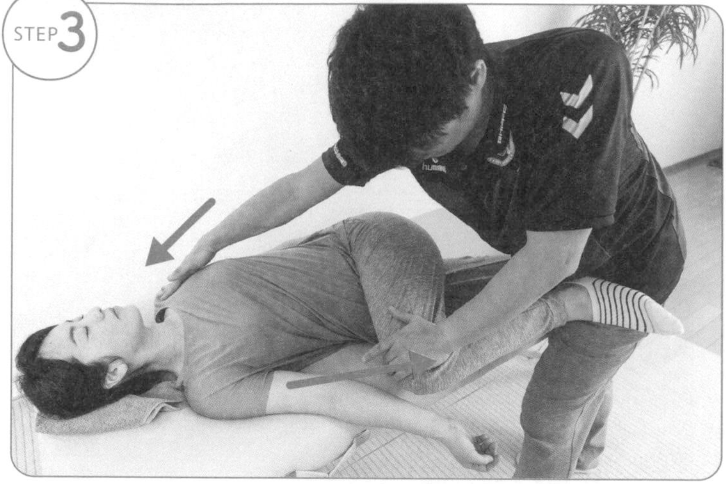

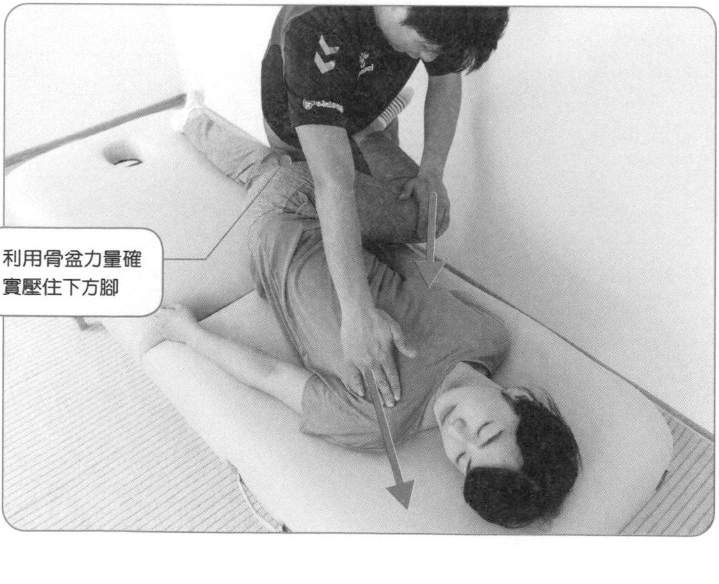

闊背肌・胸腰筋膜

STEP4

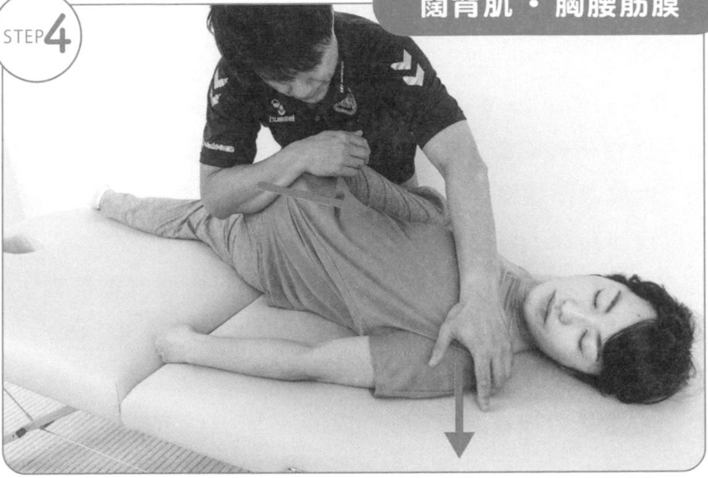

STEP5

將患者的身體往自己這一邊拉引
※彎曲雙膝，如同蹲踞般！

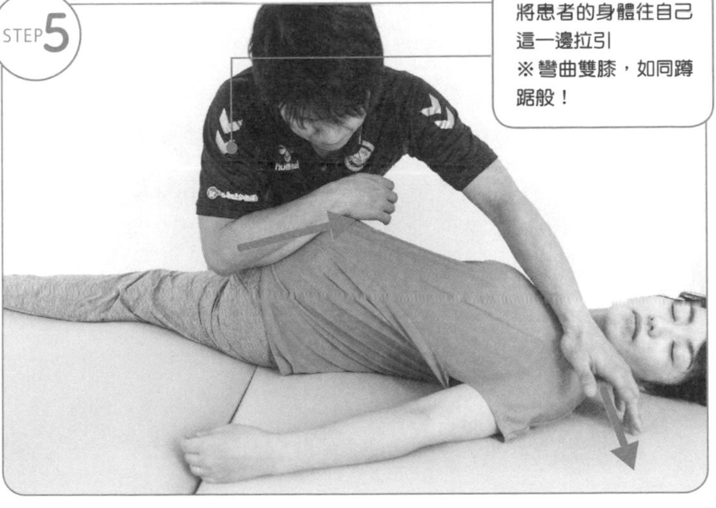

Advice

推拿師
使用的拉伸治療法

～腰痛篇～

「量身定做的腰痛對策」這種說法時有耳聞。有些人覺得這是治療任何腰痛的魔法整復術，有些人認為這是神之手的施術指南，但每次聽到這樣的話，我都不由得感到憂心。

以料理為例，好比是「食譜」。食譜對初學者來說，的確是非常重要的指引，但一流主廚絕對不會仰賴食譜料理食物。而且你問他們**是否模仿他人食譜，得到的答案恐怕都是「NO」**。

我曾說過腰痛有各式各樣的類型，但類型分類方式並非一陳不變，而是要根據推拿師的知識和經驗進行判斷。雖然對象同樣是身體，但配合當事人的情況，用自己最擅長的手法施以最適合當事人的治療處置法，才是最好且最應該的對策。施術必然產生結果，肯定也會隨之出現評論「技術正確」、「技術錯誤」的專家，但能夠評斷施術技巧好或壞的只有接受治療的當事人，不需要旁人說三道四。

以廚師為例，**最需要的不是食譜，而是豐富的食材知識和烹調方式，以及看到食材便知道能烹調出什麼料理的想像力**。同樣的道理，我們最需要的是身體知識，也就是解剖生理學。想讓上門求助的客戶再次擁有輕鬆的身體，務必牢記以下事項。

不要當一個熟記他人食譜的推拿師，而是要以打造專屬於自己的食譜為目標！

Chapter 5

找出動作多樣化的
臀部之所以
疲勞的原因！

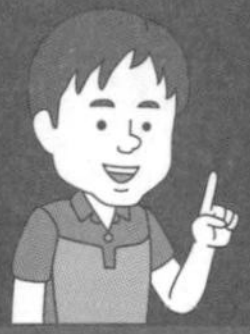

改善 臀部疲勞

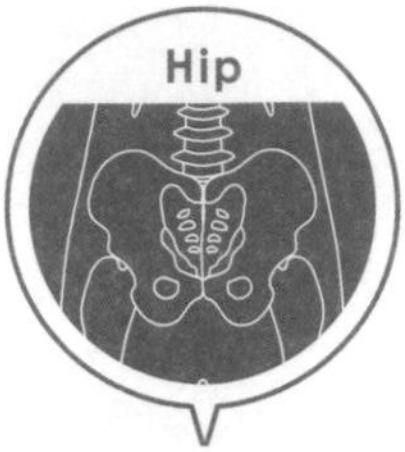

臀部疲勞的原因

在我的教學課程中，最花時間且講授得最仔細的部分是**臀部**。這個部位有極為錯綜複雜且大小不一的肌肉，確實融會貫通的確令人開心，但從理解到實際施術治療，這整個過程需要進行相當大量且紮實的訓練。

造成臀部疲勞的原因，簡單說就是**這個部位構造複雜且動作多樣化**，具體而言，罪魁禍首就是髖關節動作。髖關節和肩關節一樣屬於球窩關節，可以做出四面八方的多軸性滑動或轉動。最大特徵是**因人而異的可動範圍差異比其他部位的關節來得顯著**。有些人能做到像芭蕾舞者或相撲選手一樣的180度（甚至超過）劈腿動作，有些人則完全做不到。而這個差異或許就是引起不適症狀的最大原因。

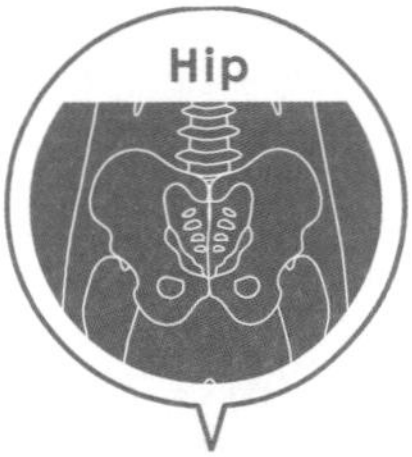

臀部動作（髖關節伸展・外轉）

臀部主要動作是**髖關節的伸展和外轉**。這兩種都是非常重要的動作，**在走路、跑步、從坐姿變站姿時，會進一步轉換成強大的後踢推進力**。請想像一下芭蕾舞者的站姿。腳趾尖保持朝向外側（髖關節外轉姿勢），使用維持這個動作的肌肉讓身體跳得又高又遠。蛙泳的踢腿也是外轉姿勢。反過來說，如果無法順利使用臀部，不僅步伐變小，走路速度也會變慢。

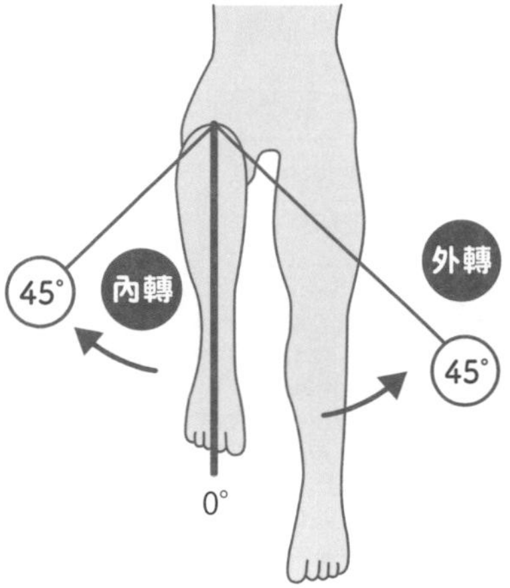

Gluteus maximus

臀大肌

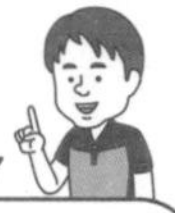

以單一塊肌肉來說，臀大肌是人體最大且最重的肌肉。想要擁有形狀圓潤的迷人的翹臀，必須加強訓練這塊肌肉！

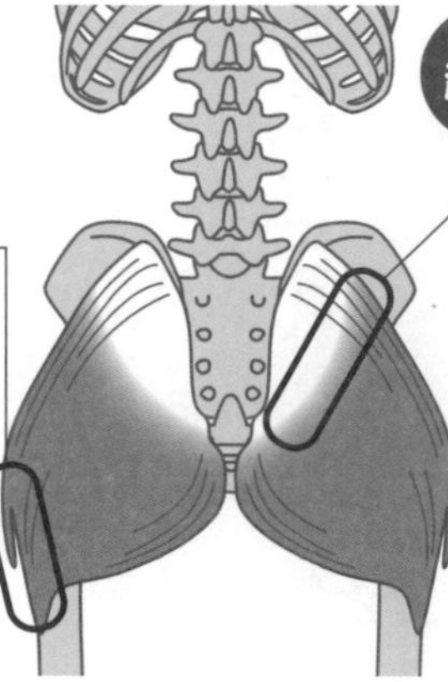

起點

表層：髂嵴髂後上棘、薦骨下部後側、尾骨側面
深層：髂骨臀後線、薦椎棘肌腱膜、薦結節韌帶、含臀中肌在內的臀肌腱膜

終點

上部與下部表層：髂脛束
下部深層：股骨臀肌粗隆

支配神經

臀下神經（L5~S2）

功用

髖關節伸展、外轉、外展、內收

一起尋找肌肉！

1 掌握整體樣貌

像是抓握住臀部般，確認臀部所有肌肉。

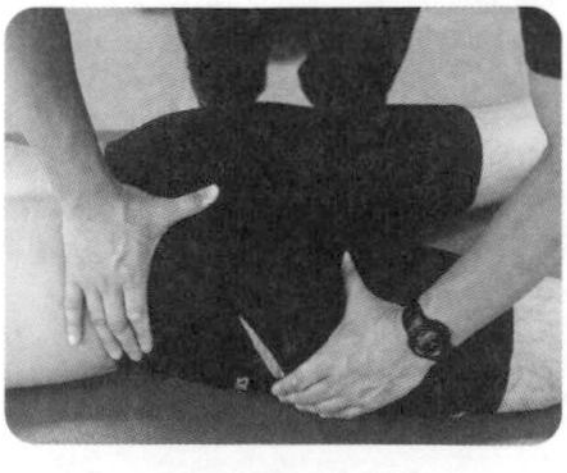

2 觸診肌肉

用手腕部位壓住肌腹，然後向外推出去以進行觸診。

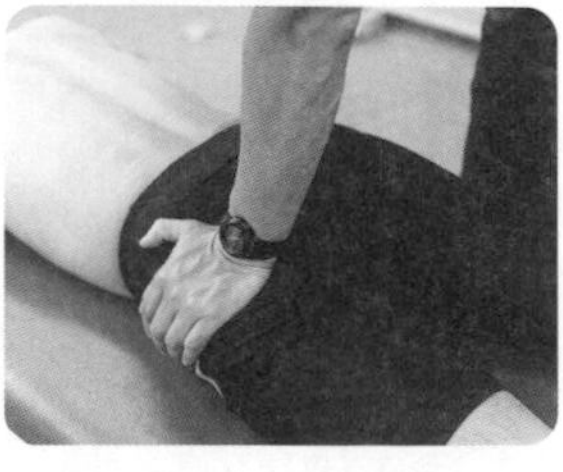

處置肌肉

髖關節伸展、外轉・臀中肌

Gluteus medius

臀中肌

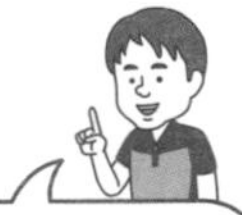

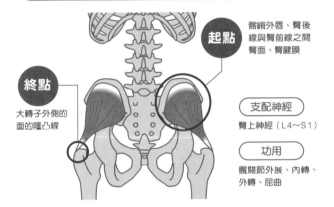

由於上外側部以外的絕大部分覆蓋於臀大肌下方，觸診時需要格外留意。雖然容易疲勞，但拉伸治療具有相當不錯的緩解功效，希望大家確實掌握這塊肌肉！

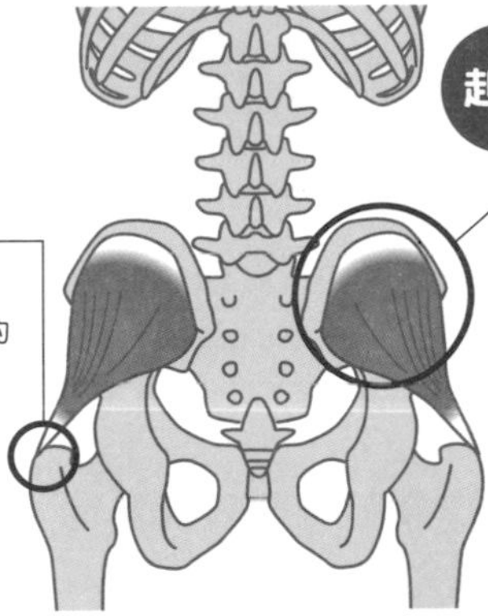

起點
髂嵴外唇、臀後線與臀前線之間臀面、臀腱膜

終點
大轉子外側的面的隆凸線

支配神經
臀上神經（L4～S1）

功用
髖關節外展、內轉、外轉、屈曲

一起尋找肌肉！

1 卻確認收縮狀態

讓髖關節外展，確認肌肉收縮狀態。

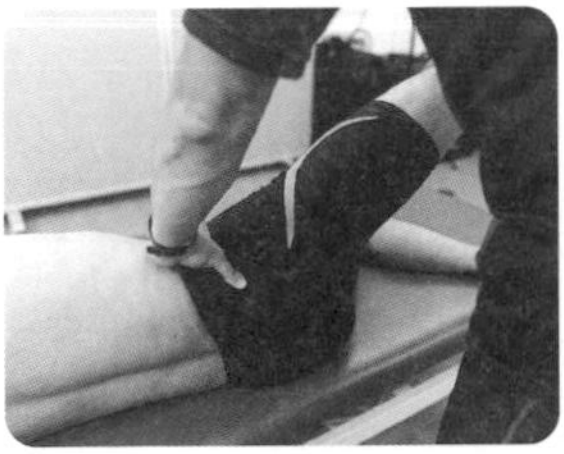

2 觸診肌肉

按壓臀大肌上外側部位的同時活動髖關節。

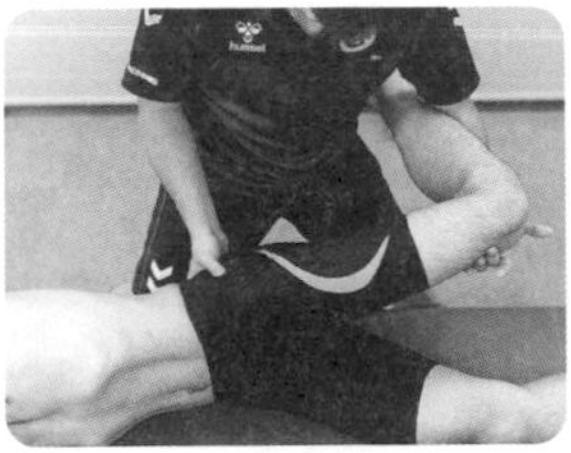

Gluteus minimus

臀小肌

比臀大肌、臀中肌位於更深層的肌肉。負責於身體直立時支撐骨盆，如果能確實給予治療將會有很大的幫助！

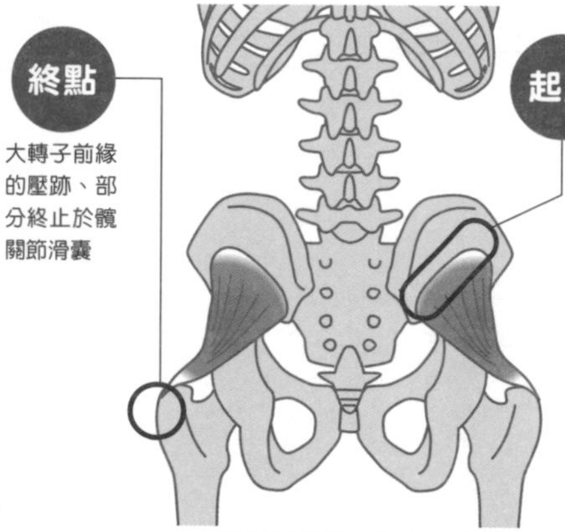

支配神經
臀上神經（L4～S1）

功用
髖關節外展、內轉、外轉、屈曲（輔助作用）

一起尋找肌肉！

1 觸診肌肉

髖關節位於屈曲姿勢時，因後側張開而容易進行觸診。

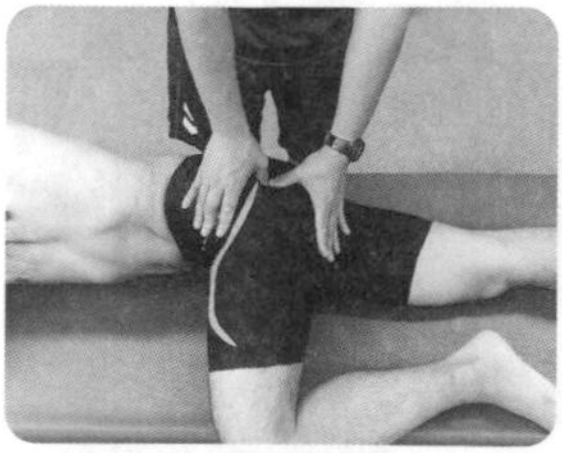

2 沿著肌肉走行路徑進行觸診

維持①的按壓狀態，用手指沿著肌肉的起點至終點滑動。

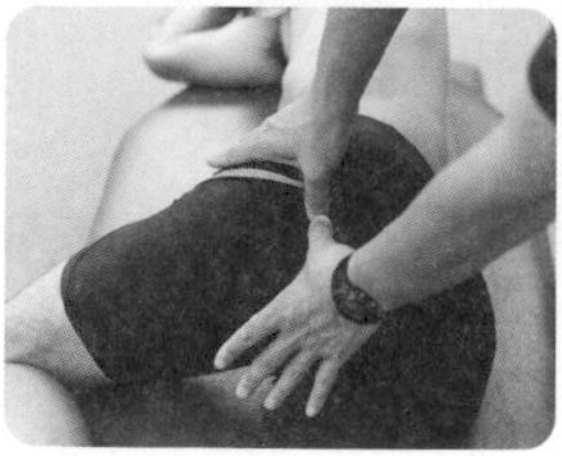

關於作用於臀部動作的肌肉，**首推三種「臀肌群」**。由**表層至深層且由大至小依序為「臀大肌．臀中肌．臀小肌」**。**臀大肌**位於表層，形狀比較大，也就是打造臀部主要形狀的肌肉。對想要擁有翹臀等美麗臀部形狀的人來說，這是一塊非常重要的肌肉。另一方面，正因為體積大且強而有力，也是從事體育運動時十分活躍的一塊肌肉。而**臀中肌和臀小肌**主要負責輔助穩定髖關節。

尤其**臀中肌**更是於單腳站立時發揮極大功用。某些因素造成臀中肌受損，恐會引起**單腳站立時骨盆歪斜偏移現象的「特倫伯氏徵象」，或者上半身傾向麻痺側的代償動作「裘馨氏徵象」**（詳細內容請參考圖片）。透過特倫伯氏試驗可以檢測出這些徵兆，仔細觀察路上行人，也不難發現未能善用臀中肌的人。讓我們從日常生活中養成觀察自己的動作與姿勢的習慣。

由於肌肉位於深處，不容易施以按摩治療，建議透過拉伸技法進行處理。接下來為大家介紹六種與臀部動作有關的肌肉。

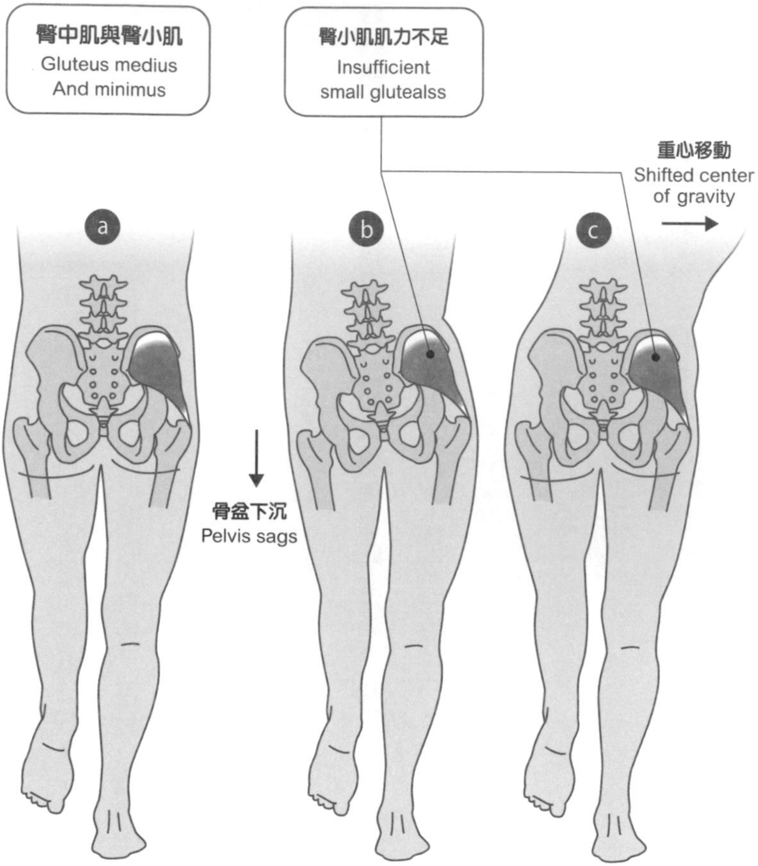

（ⓐ：正常、ⓑ：特倫伯氏徵象、ⓒ：裘馨氏步態）

ⓑ 特倫伯氏徵象，軸心腳（上圖中的右腳）對側的骨盆（上圖中的左側）向下沉。

ⓒ 裘馨氏步態，為了避免骨盆下沉，軀幹往軸心腳側（上圖中的右腳）傾斜（代償作用）

處置肌肉

髖關節外轉・梨狀肌

Piriformis

梨狀肌

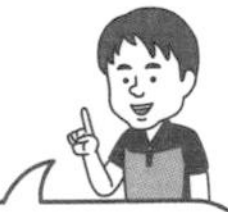

位於臀大肌下方深處，以容易誘發坐骨神經痛而聞名。是一塊會影響薦骨和髖骨位置的超級重要肌肉。

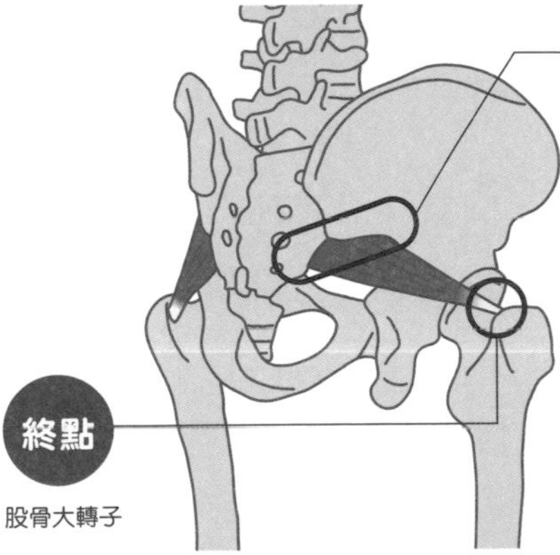

支配神經

延伸自薦神經叢的分枝（S1、S2）

功用

髖關節外轉、外展・伸展、穩定髖關節

一起尋找肌肉！

1 掌握整體樣貌

確認股骨大轉子的位置，大轉子延長線上就是梨狀肌。

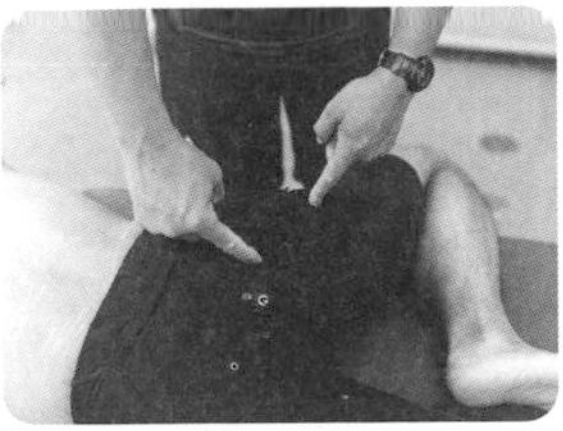

2 觸診肌肉

髖關節位於外展外轉姿勢，瞄準起點的薦骨前方進行觸診。

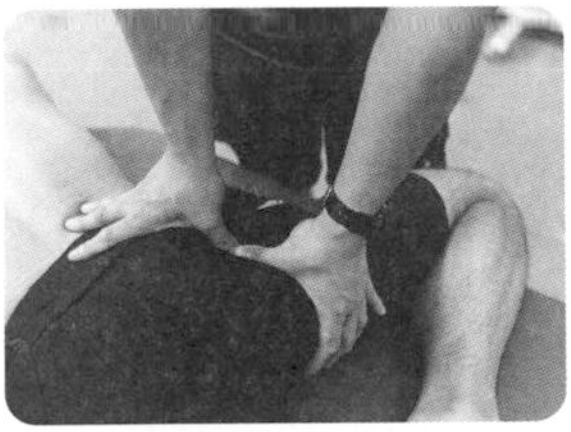

Gemellus superior

上孖肌

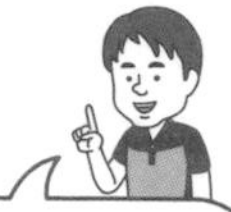

位於梨狀肌與閉孔內肌之間的小肌肉。雖然作用力不大，卻是閉孔內肌的最佳輔助肌！

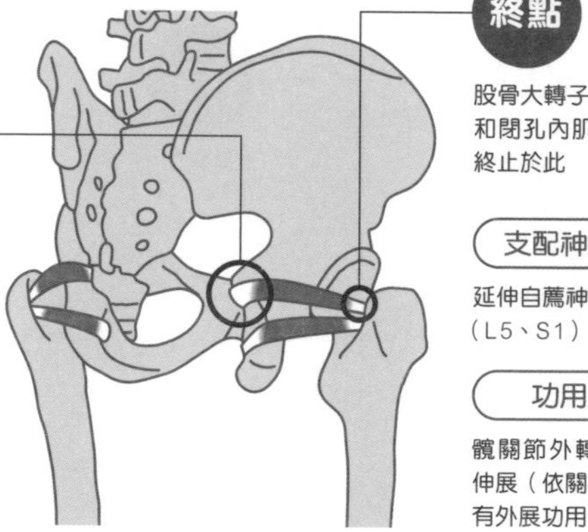

終點

股骨大轉子（內側面），和閉孔內肌的肌腱同樣終止於此

支配神經

延伸自薦神經叢的分枝（L5、S1）

功用

髖關節外轉、內收・伸展（依關節位置而另有外展功用）

一起尋找肌肉！

1 觸診肌肉

於髖關節外展內轉姿勢下進行觸診。

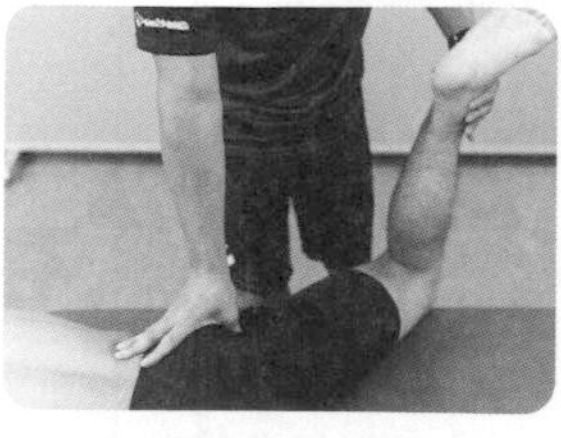

2 觸摸肌纖維的動作

從①的狀態進行髖關節外轉運動，可以從中掌握肌肉動作。

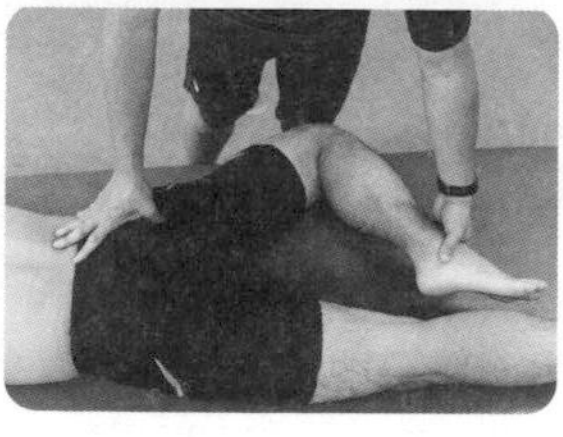

Gemellus inferior

下孖肌

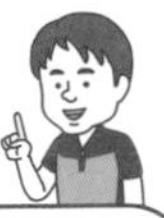

位於閉孔內肌下方的小肌肉。和上孖肌一樣作用力比較小，卻是閉孔內肌的最佳輔助肌！

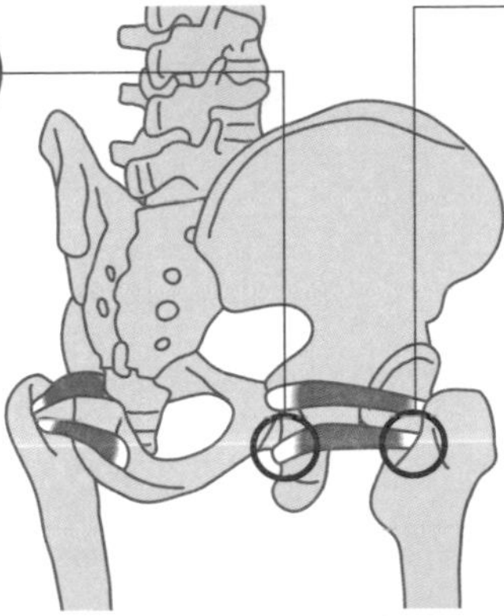

起點

坐骨結節

終點

股骨大轉子（內側面），和閉孔內肌的肌腱同樣終止於此

支配神經

延伸自薦神經叢的分枝（L5、S1）

功用

髖關節外轉・內收・伸展（依關節位置而另有外展功用）

一起尋找肌肉！

1 觸診肌肉

改變手指位置，和上孖肌一樣於髖關節外展內轉姿勢下進行觸診。

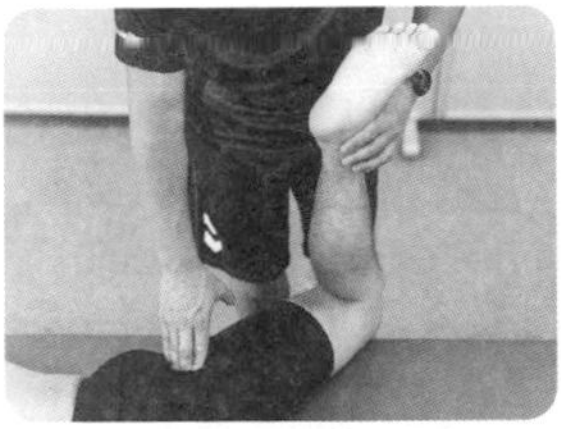

2 觸摸肌纖維的動作

確認肌纖維動作時，讓髖關節外展、膝關節屈曲、髖關節外轉角度小於觸診上孖肌時的外轉角度。

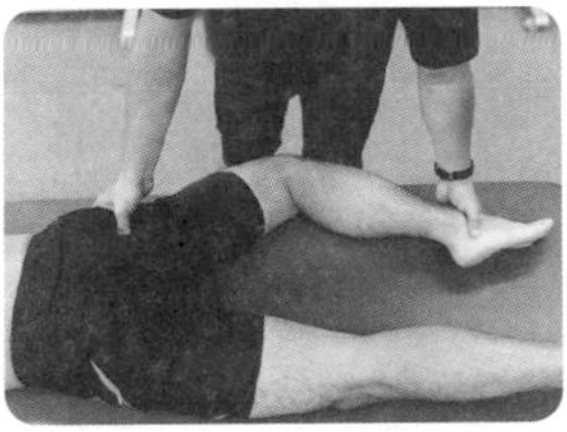

Obturator internus

閉孔內肌

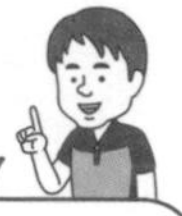

髖關節部位最強而有力的外轉肌群。位於上孖肌和下孖肌之間，而這兩塊肌肉同時也是閉孔內肌的最佳輔助肌！

起點

閉孔膜及以閉孔膜為邊緣的恥骨和坐骨的內側面

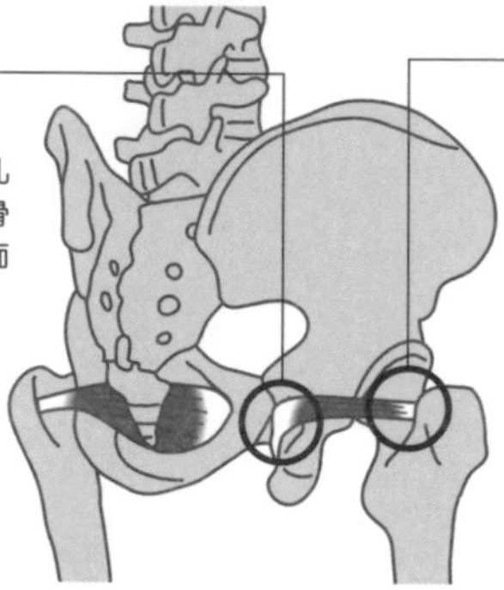

終點

股骨大轉子（內側面）

支配神經

延伸自薦神經叢的分枝（L5、S1）

功用

髖關節外轉・內收・伸展（依關節位置而另有外展功用）

一起尋找肌肉！

1 觸診肌肉

用大拇指按壓梨狀肌下端，並讓髖關節位於外展內轉姿勢。

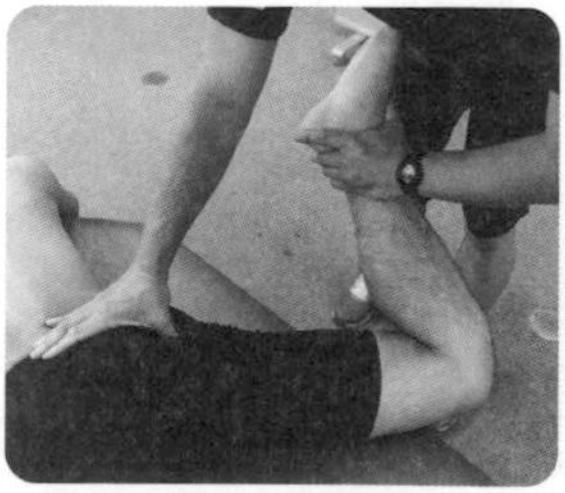

2 試著進行拉伸

從①的狀態改用手腕部位取代大拇指進行按壓，進一步加深內轉動作。

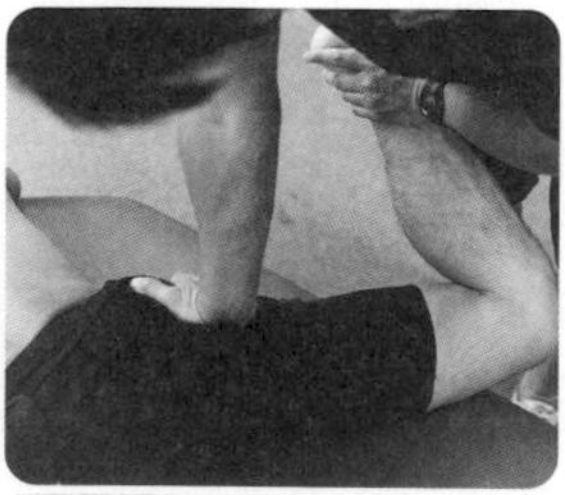

Obturator externus

閉孔外肌

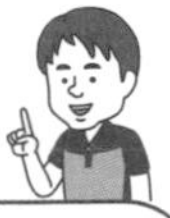

髖關節外轉肌群中位於最深層的肌肉。雖然作用力不大，但肌肉僵硬恐會變得很棘手，希望大家務必學會如何處理這塊肌肉！

起點

閉孔膜及以閉孔膜為邊緣的骨骼外側面

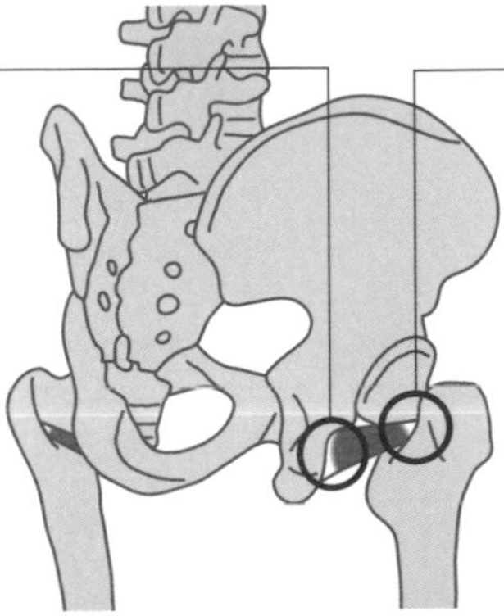

終點

股骨轉子窩

支配神經

閉孔神經（L3、L4）

功用

髖關節：內收・外轉、縱切面上穩定骨盆

一起尋找肌肉！

1 觸診肌肉

觸診方式和其他外轉肌群一樣，但肌肉本身位於深層，觸診時必須加上牽引動作。

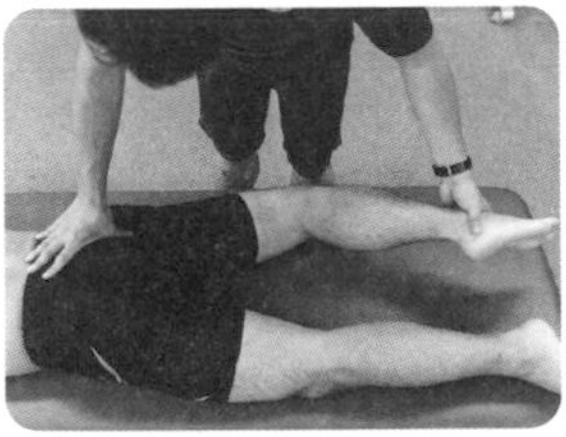

2 試著進行拉伸

從①的狀態進一步加深外展動作。一邊進行牽引，一邊觸診肌肉。

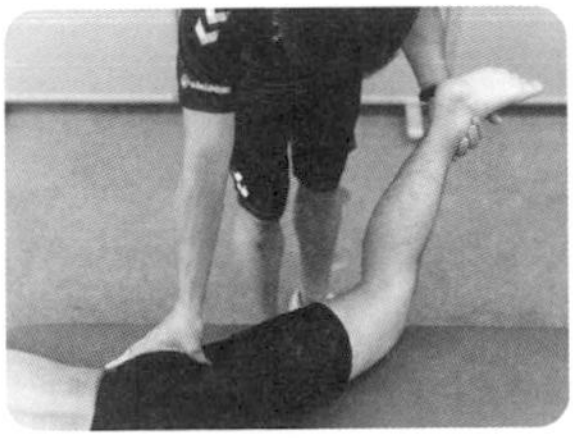

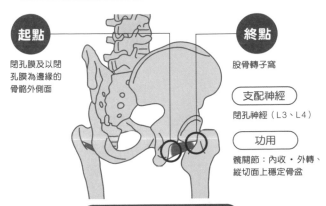

Quadratus femoris

股方肌

和閉孔內肌一樣都是強而有力的外轉肌群。呈四方扁平形狀，不僅作用於髖關節外轉，也有穩定髖關節的功用！

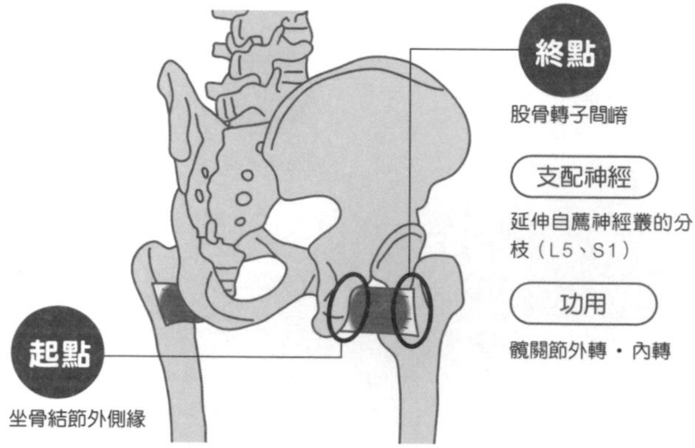

一起尋找肌肉！

1 觸診肌肉

按壓時將注意力擺在坐骨結節旁邊（髖關節位於外展內收、外轉內轉中間姿勢）。

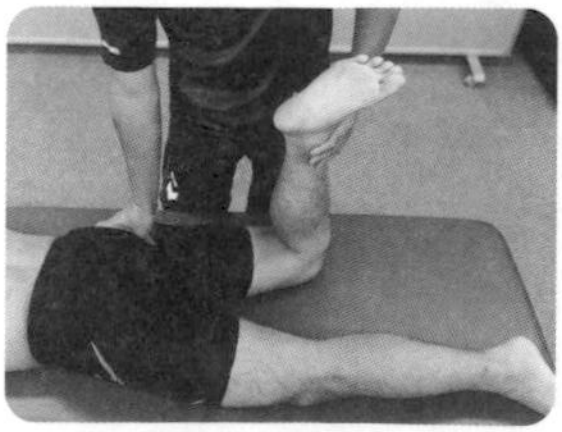

2 試著活用手肘

改用手肘置於觸診部位，向下按壓並提起踝關節。

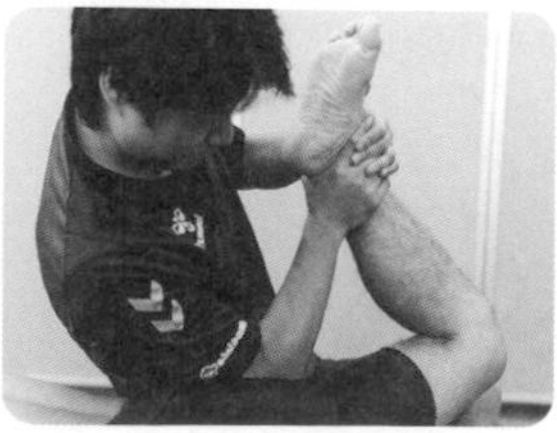

上方介紹的六種肌肉，合稱**「六條外轉肌」，共同作用於髖關節外轉運動**。讓我們再次複習一下髖關節外轉運動。

- **膝蓋伸直狀態下……腳趾尖朝向外側時的髖關節動作**
- **膝蓋彎曲狀態下……也就是「盤腿」動作**

這些都屬於髖關節外轉運動。我想大家平時做這些動作時，應該不會特別注意相關肌肉，但為什麼還是有這麼多人容易有臀部疲勞的問題呢？

答案就是**「髖關節的內轉抑制」**。舉例來說，高齡者常有內八（內轉姿勢）問題，但這可能是二種情況造成，一種是原本就是內轉姿勢，另外一種則是因為無法維持外轉姿勢，進而變成內轉姿勢。換句話說，**一旦外轉肌群的肌力強度不足，最後容易變成內轉姿勢**。反過來說，內轉肌群的肌力變差時，髖關節也可能變成外轉姿勢。

先前提過外轉肌群的肌力強度不足導致髖關節呈內轉姿勢。那麼，肌力低下再加伴隨肌肉收縮而來的**「硬結節」**又會呈現什麼樣的狀態呢？正如大家所想像，收縮容易造成「外轉姿勢」，正好相反於原本的內轉姿勢。也就是說，**髖關節外轉肌群異常時既會造成內轉姿勢，也可能變成外轉姿勢**，無法光憑外觀進行判別。但大家也無須過於擔心，無法判別時只要進一步進行檢查，找出真正原因就可以了。

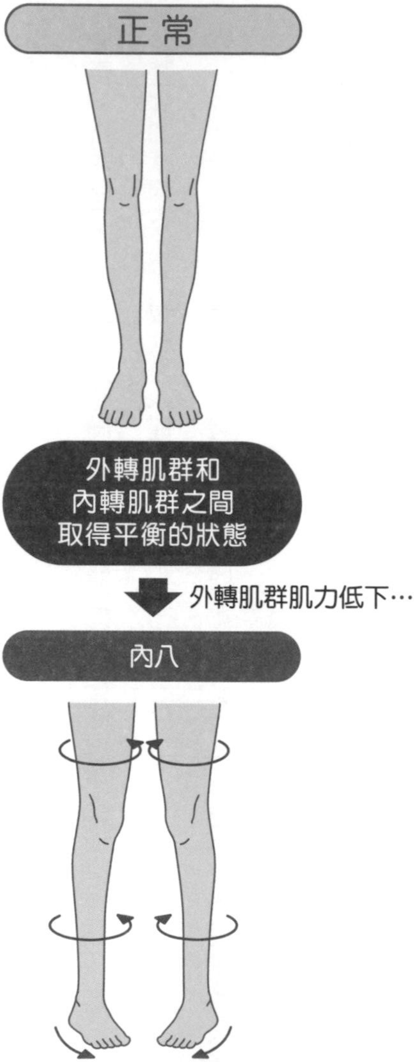

※也可能會有相反的情況

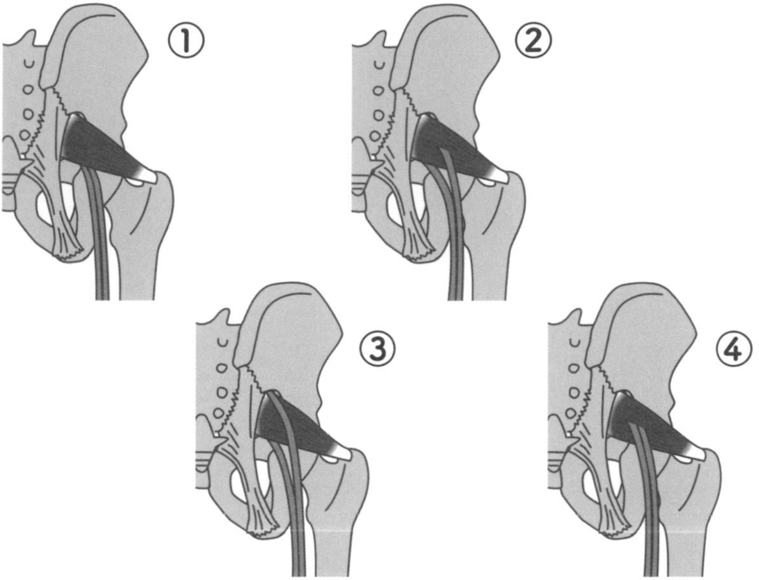

需要格外照料好外轉肌群的另外一個原因是**「坐骨神經」**。我想大部分讀者應該都聽過坐骨神經，**而坐骨神經的走向因人而異**。多數人的坐骨神經走行於梨狀肌下方，也就是通過梨狀肌下孔，但如上圖所示，橫跨梨狀肌或貫穿梨狀肌的也是大有人在。正常走向的人可能產生坐骨神經痛，而特殊走向的人也可能毫無症狀，一點問題都沒有，不能一概而論，只能說**有些人容易坐骨神經痛，有些人則不會**。

關於這部分的解剖學知識，希望

大家都能確實掌握**坐骨神經分成內側的「脛神經」和外側的「總腓神經」**。一般來說，坐骨神經於膝蓋後側分成二條神經，但也有人在快抵達梨狀肌之前才分成二條神經。關於上一頁提到的坐骨神經走向，各類型比例如下所示：

①類型……85%
②類型……10%
③類型……3%
④類型……1%

我們無法立即判別是哪一種類型，但第③類型的人，一旦長時間久坐椅子或地板上，就容易誘發坐骨神經痛；而第②和第④類型的人，則容易因為臀部用力並壓迫到神經而引起麻痺等症狀。

臀部拉伸技法 實作篇

幫助緩解臀部疲勞的拉伸技法

從確實放鬆每個環節開始！

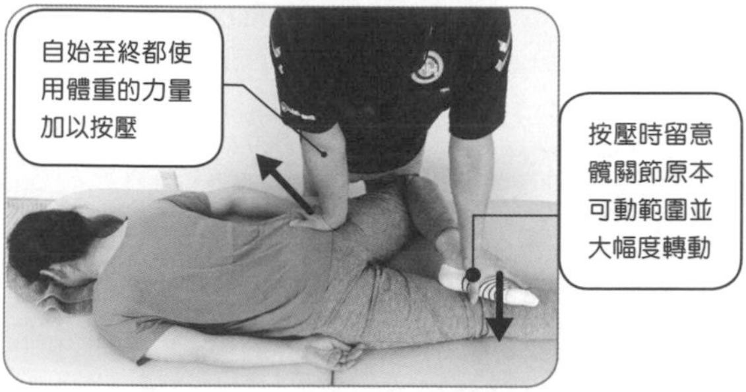
自始至終都使用體重的力量加以按壓
按壓時留意髖關節原本可動範圍並大幅度轉動

臀肌拉伸技法 基本動作

STEP 1

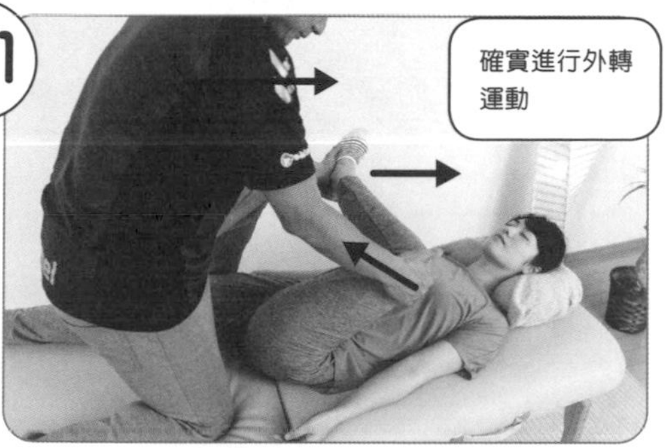
確實進行外轉運動

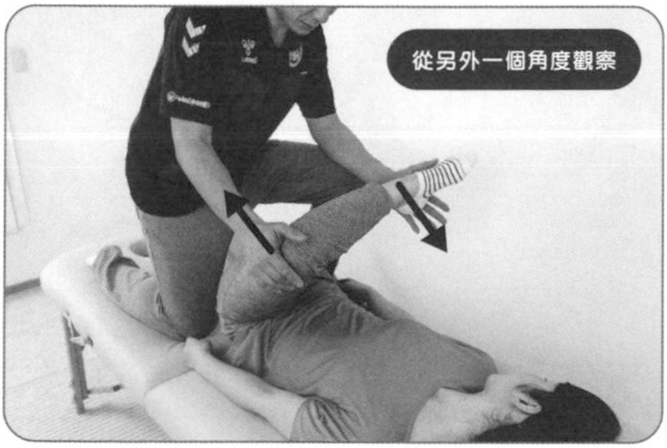
從另外一個角度觀察

維持基本動作的狀態，改變按壓角度

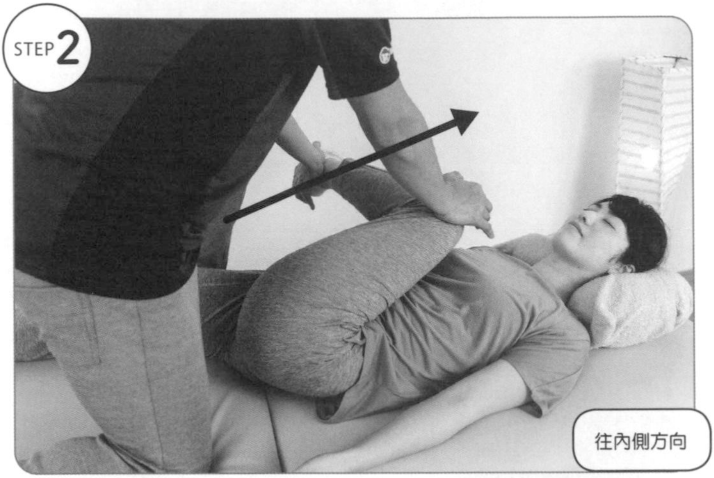

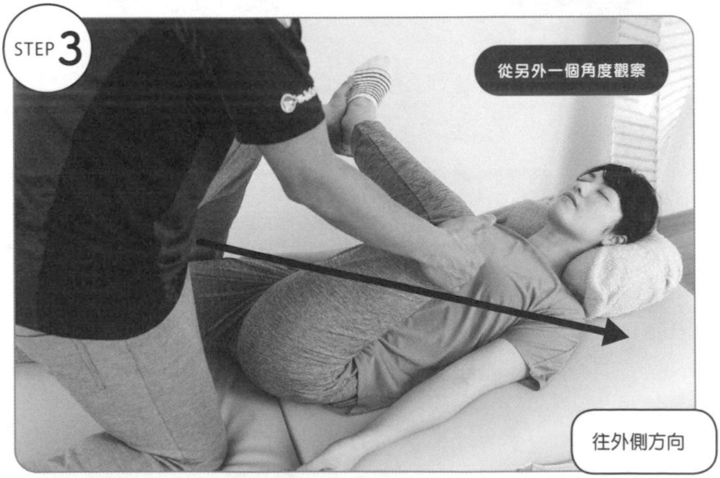

嘗試各種變化動作技法

STEP 4

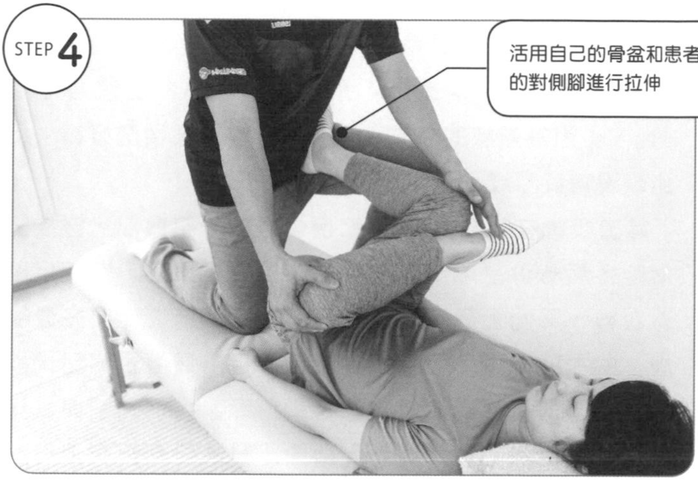

活用自己的骨盆和患者的對側腳進行拉伸

STEP 5

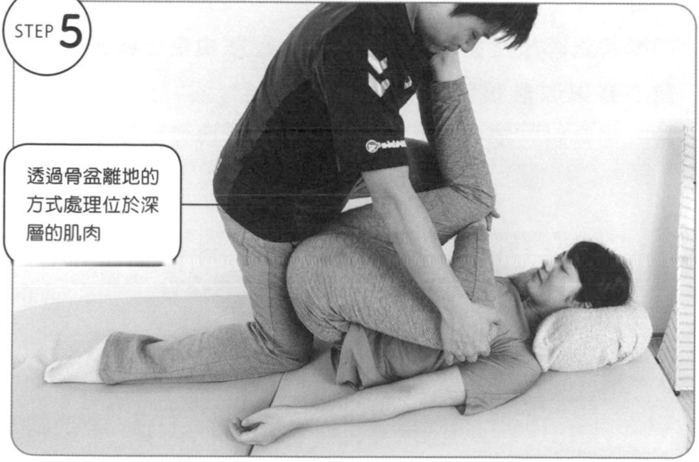

透過骨盆離地的方式處理位於深層的肌肉

Advice

推拿師 使用的拉伸治療法

～臀部疲勞篇～

我之所以喜歡鑽研臀部的施術治療，是因為最終結果顯而易見。我在文中提過「大家平時不會特別留意使用臀部」，也因為這樣的緣故，大家對於「臀部情況好轉」反而比較沒有實際感受。

過去我曾在某YouTube節目中展露一手臀部治療技法，當時多虧一併呈現施術前與施術後的對照圖，進而促使觀看次數一舉向上飆升。或許大家會有「施術治療好像很舒服」的主觀感覺，但我們主要是想藉由這個企劃呈現具體的改善方法。好比美容沙龍店會拍下客人保養前與保養後的照片，目的就是希望客人藉由比較來提高再次上門消費的意願。

有些推拿師會於施術後詢問客戶「感覺如何？」但**自己的判斷和施術技法皆精準無誤的話，應該由自己詳細向客戶解說成果與改善程度**。我認為讓客戶自行回答的方式有待商榷，畢竟對方是外行人，難以有正確且具體的答案。

施術結果要包含「效果」
與「身體感受」
效果是「知識・技術」，
而實際感受則是「施術手法」

對承受極大負荷的
髖關節來說，
日常保養
非常重要！

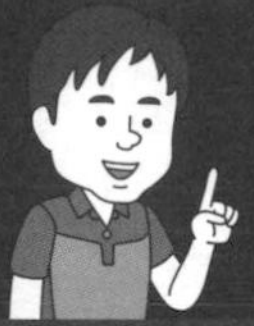

Chapter 6

改善髖關節疲勞

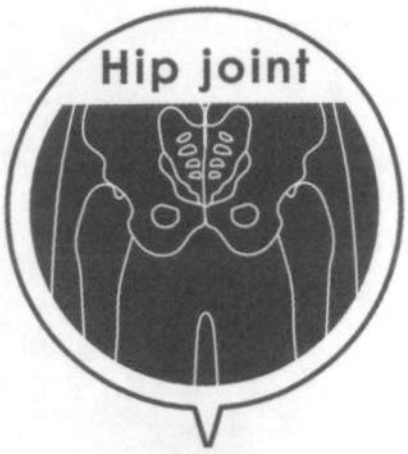

髖關節疲勞的原因

讓我們從上一個章節的臀部進一步延伸至**整個髖關節**。**髖關節是個承受極大負荷的關節**，根據數據顯示，單腳站立時，有體重三倍之多的重量落在股骨頭上。負荷在不知不覺中持續累積，隨著時間流逝**逐漸演變成退化性髖關節炎等進行性疾病**。有時症狀嚴重時，還必須進行人工髖關節置換手術。

髖關節周圍的肌肉負責支撐以避免髖關節承受過大負荷，因此持續適當的照護與強化是非常重要的工作。不少客戶都希望「能夠用自己的雙腳走到人生最後一天」，而**為了延長健康壽命，請大家務必好好照顧髖關節**以作為最強武器。

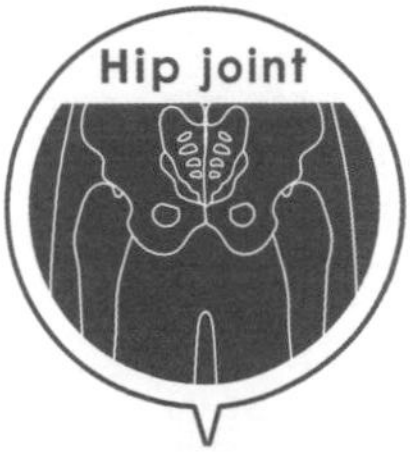

髖關節屈曲

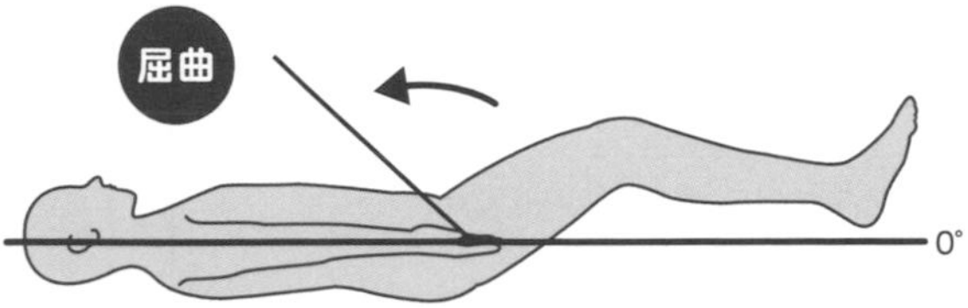

在臀部章節中提過髖關節伸展，接下來為大家介紹髖關節屈曲。上樓時的抬腳動作，其實就是髖關節屈曲運動。其他諸如走路、爬山、跑步、跳躍等……也都需要髖關節屈曲運動。髖關節屈曲角度不夠，導致雙腳無法確實抬起時，容易發生絆倒或跌倒意外。先不論短跑，即便是平時的步行，也有**不少高齡者是因為「想抬腳卻抬不起腳」的問題而跌倒**。說到髖關節屈曲，首先想到的是股四頭肌，但這塊肌肉我們擺在下個章節中再詳細解說，這次想先為大家介紹與軀幹相連的「腰大肌」和「髂肌」。

Psoas major

腰大肌

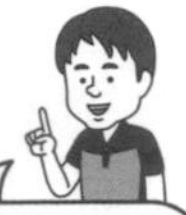

髖關節屈肌群中最強而有力的肌肉。在保持姿勢和步行中占有一席相當重要的地位！

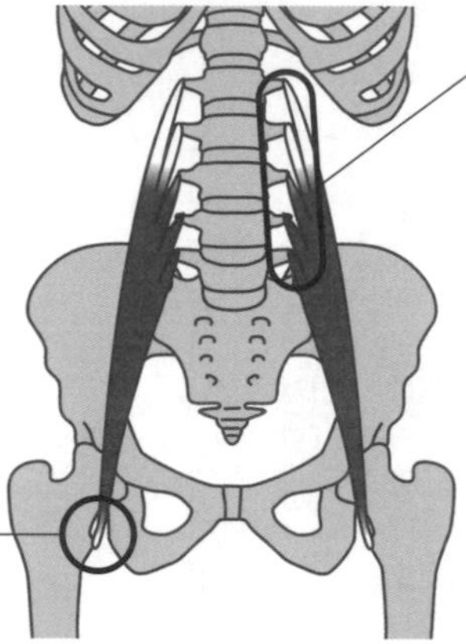

股骨小轉子

終點

起點

淺頭：T12～L5椎體和椎間盤兩側
深頭：L1～L5肋突根部和下緣前側

支配神經

腰神經叢（L2～L3）

功用

髖關節屈曲、外轉、外展，腰椎屈曲、側彎

一起尋找肌肉！

1 觸診肌肉

按壓時將注意力擺在坐骨結節側邊（髖關節位於外展內收、外轉內轉中間姿勢）。

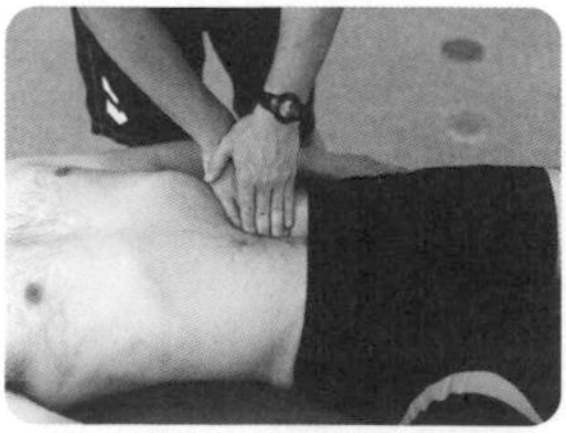

2 試著活用手肘

改用手肘置於觸診部位，向下按壓並提起踝關節。

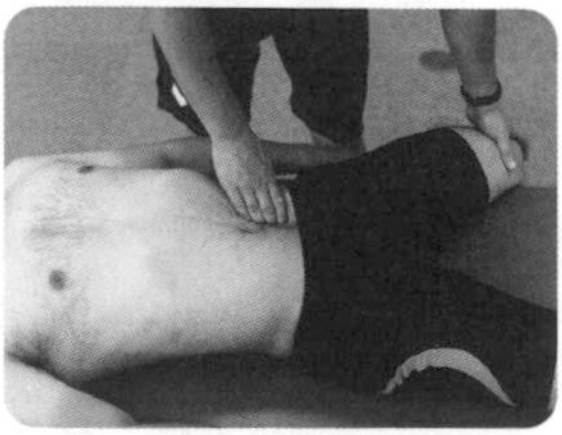

Iliacus

髂肌

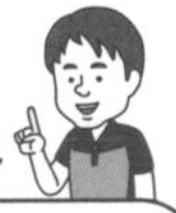

髂肌與腰大肌、腰小肌合稱「髂腰肌」。位於腹腔後壁，有助於緩和外界對內臟的衝擊！

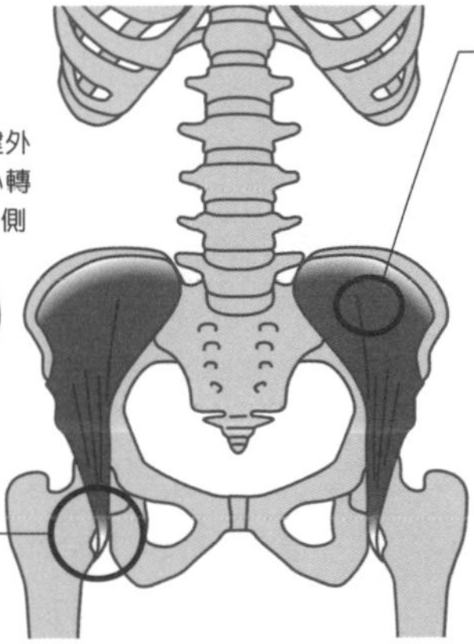

起點

髂窩上端2/3處、髂嵴內唇。背側起點為前薦髂韌帶和髂腰韌帶・薦骨底；腹側起點為髂前上棘・髂前下棘、兩者之間的切跡

終點

腰大肌肌腱外側、股骨小轉子和下端後側

支配神經

股神經（L2〜L4）

功用

髖關節屈曲、外轉、外展（輔助作用）、相對於股骨的骨盆前傾

一起尋找肌肉！

1 觸診肌肉

將手腕部位置於髂骨內側，如同向外推開般用力按壓。

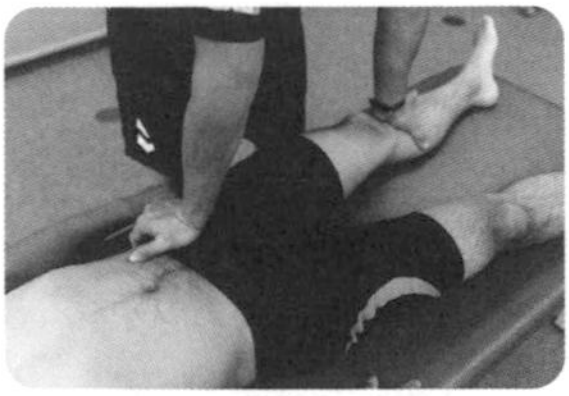

2 活動髖關節

以①的狀態持續按壓，讓髖關節像畫圓般轉動。

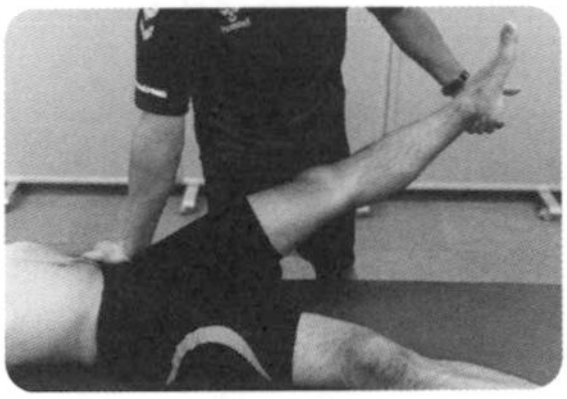

腰大肌這個名稱容易讓人誤以為是背部肌肉，但如圖所示，腰大肌位於「側腹」，而不是背部。始於腰椎，通過骨盆前方並附著於股骨，作用於向上提起股骨，也就是作用於髖關節屈曲運動。但以另外一個角度來思考腰大肌的功用，腰大肌也是一條**使腰椎靠近股骨（腰椎前彎），亦即「腰椎反折」的肌肉**。腰大肌不僅作用於髖關節動作，同時也是穩定脊椎的重要軀幹肌肉。

另一方面，**腰大肌和髂肌合稱「髂腰肌」**。這兩塊肌肉的組合有助於**發揮更快的速度、更強大的力量，以及強化姿勢的穩定性**。由於這是一塊從事體育運動時極為活躍的肌肉，是體能訓練的主要鍛鍊肌肉之一，因此鍛鍊過程中也可能出現問題。強化肌肉是好事，但過度鍛鍊致使肌肉失去柔軟性，反而容易因為經常處於反折腰的狀態而誘發腰痛。由此可知，在**肌肉量與柔軟度之間取得平衡**是相當重要的。

髂腰肌狀態大幅影響脊椎弧度

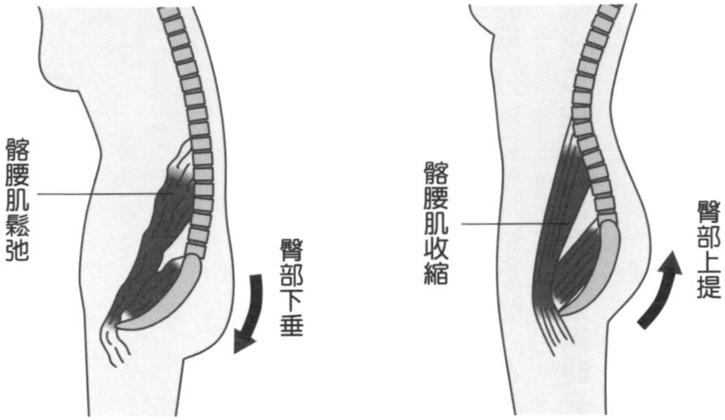

連接上半身與下半身的髂腰肌一旦鬆弛，容易形成「姿勢不良」或「臀部下垂」；而一旦僵硬，則容易產生「腰痛」等不良影響。

思考一下髂腰肌各處於什麼狀態？

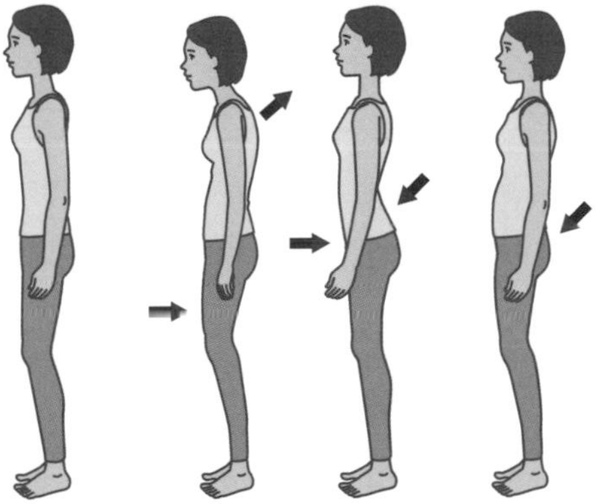

平時多思考上圖中髂腰肌於種種姿勢下各處於什麼樣的狀態？

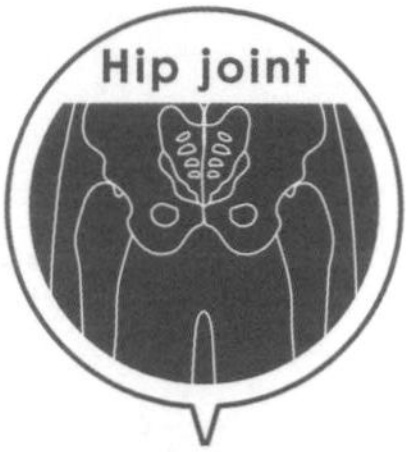

髖關節外展・內收

站立狀態且膝蓋髖骨朝向正面的狀態下，腳向外側張開的動作稱為**外展**，向內移回原位的動作稱為**內收**。雙腳於走路、跑步時都是前後移動，因此大家對橫向移動較不熟悉，但說到O型腿或X型腿，應該就會恍然大悟了吧。站立狀態下，雙膝內側相貼在一起的動作稱為**內收，主要仰賴「內收肌群」**的運作。一旦肌肉作用力不足，髖關節會因為被拉至外展姿勢而**容易變成O型腿狀態**，若再加上肌肉僵硬，不僅**往側邊移動的步伐變小，也可能在從事體育運動時受傷**。

內轉肌群由五條肌肉構成，和外轉肌群（六條）同樣等級，都是一些非常難以理解的複雜肌肉。建議大家先將這些肌肉的走行順序記起來。如圖所示，將肌肉標上箭頭記號，便能清楚區別各塊肌肉，也有助於理解和記憶。

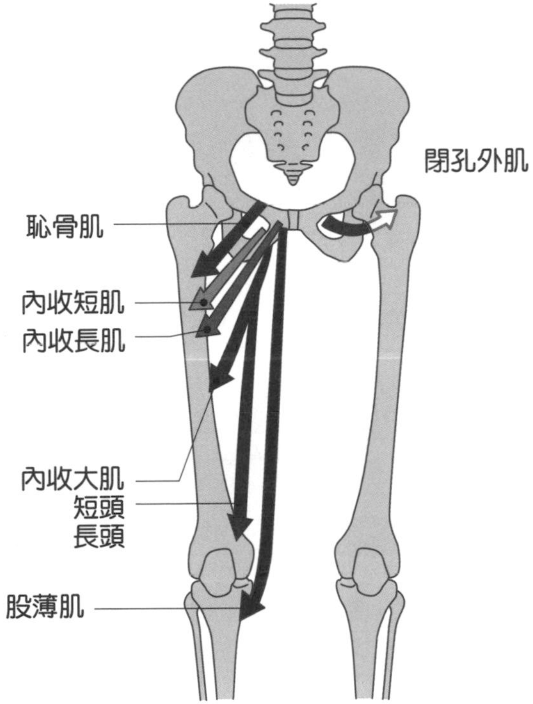

Pectineus

恥骨肌

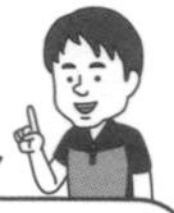

內收肌群中最小且位於最上端的肌肉。由於夾在腰大肌和內收長肌之間，別忘記檢查恥骨肌與兩者之間的關連性！

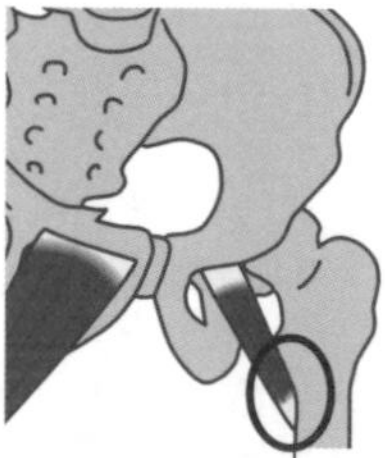

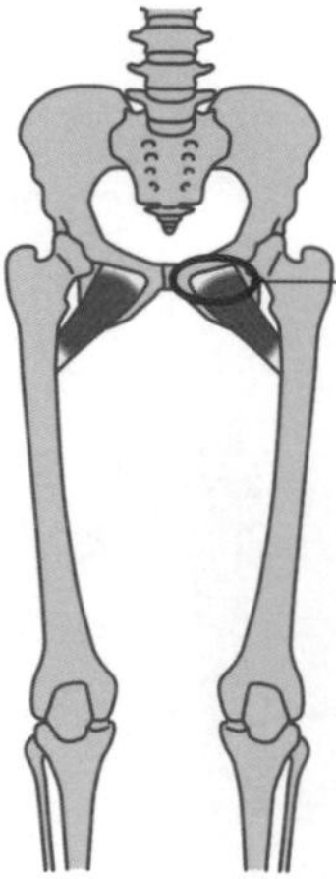

起點

恥骨上枝、恥骨梳

終點

恥骨肌線（股骨小轉子至股骨粗線之間的區域）

支配神經

股神經（L2～L4）

功用

髖關節內收、屈曲、內轉

一起尋找肌肉！

1 掌握位置所在

注意力擺在恥骨附近，確認肌肉走行。

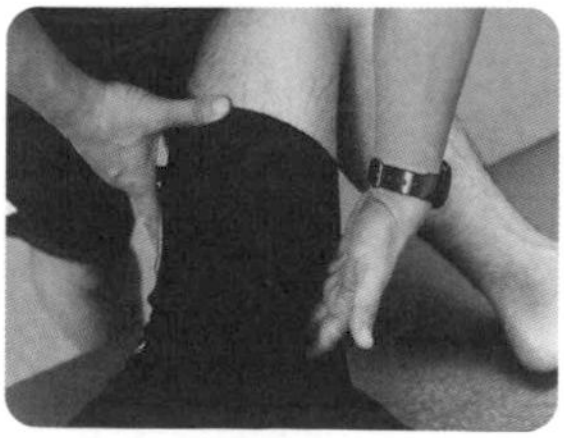

2 觸診肌肉

由於愈靠近肌肉終點愈往後方延伸，必須特別加深觸診力道。

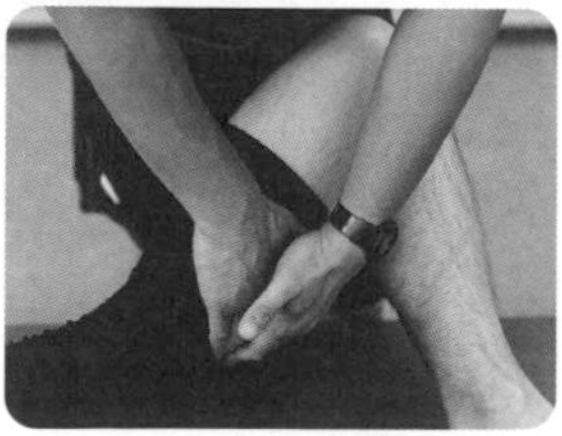

Adductor brevis

內收短肌

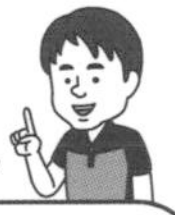

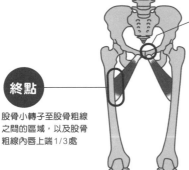

覆蓋於恥骨肌和內收長肌之下，並且通過內收大肌前方。
和內收長肌協同運作！

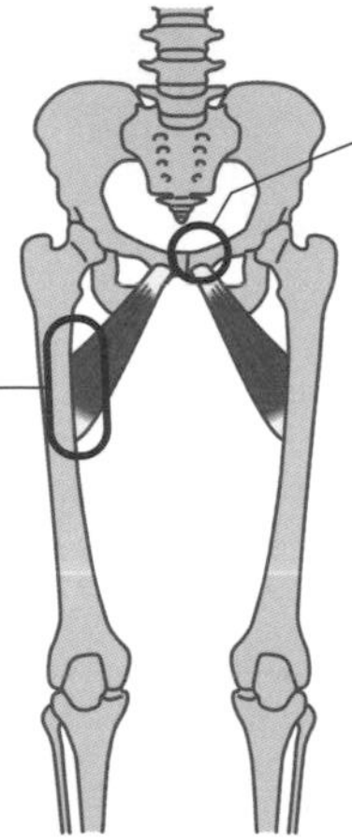

起點

恥骨聯合和恥骨結節之間

終點

股骨小轉子至股骨粗線之間的區域，以及股骨粗線內唇上端1/3處

支配神經

閉孔神經前枝（L2~L4）

功用

髖關節內收、屈曲（輔助作用）、內轉

一起尋找肌肉！

1 掌握位置所在

想像一下內收短肌位於恥骨肌內側。

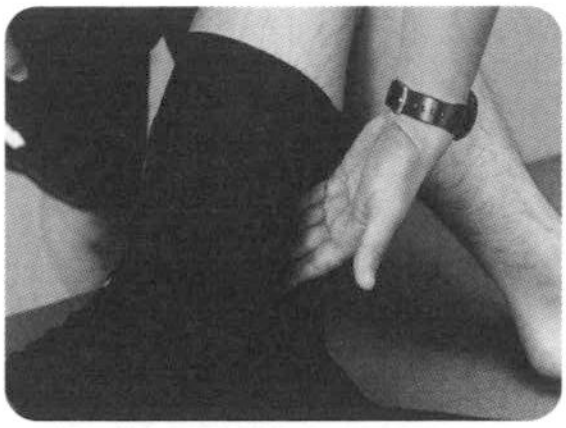

2 觸診肌肉

和恥骨肌一樣都是向後方延伸的肌肉，隨時留意加深觸診力道。

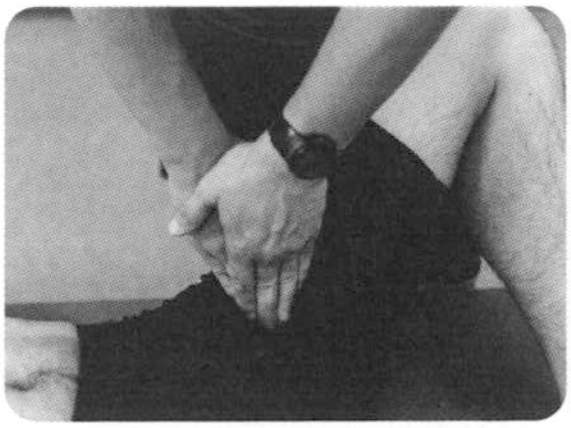

髖關節內收・內收短肌

處置肌肉

髖關節內收・內收長肌

Adductor longus

內收長肌

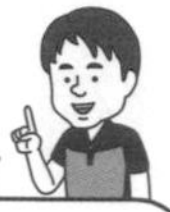

走行於大腿最內側・表層，而且呈三角形的肌肉。起點位於骨盆前側，對髖關節屈曲運動有極大貢獻！

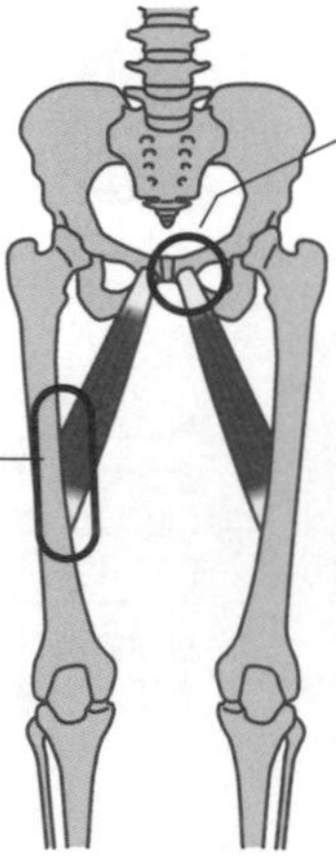

起點

橫跨恥骨聯合前面與恥骨結節的三角形表面

終點

股骨粗線內唇中間1/3處

支配神經

閉孔神經前枝（L2～L4）

功用

髖關節內收、屈曲、內轉，髖關節伸展姿勢下的外轉

一起尋找肌肉！

1 掌握位置所在

想像一下恥骨肌下方位置。

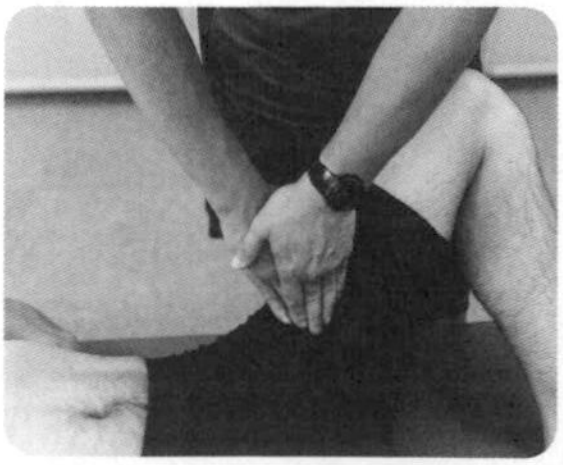

2 觸診肌肉

觸診時將注意力擺在停止於股骨的終點處。

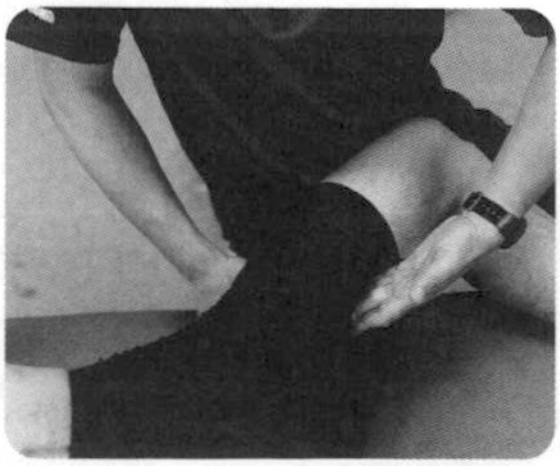

處置肌肉

髖關節內收・內收大肌

Adductor magnus

內收大肌

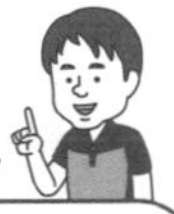

內收肌群中體積最大，最強而有力的肌肉，因此容易妨礙雙腳張開動作。男性的內收大肌通常較女性容易變僵硬！

終點

始於恥骨的肌束：終止於股骨大轉子至股骨粗線的區域
始於坐骨下枝的肌束：終止於股骨粗線及其內側延長線上的近端坐骨部位
始於結節的肌束：內收肌結節

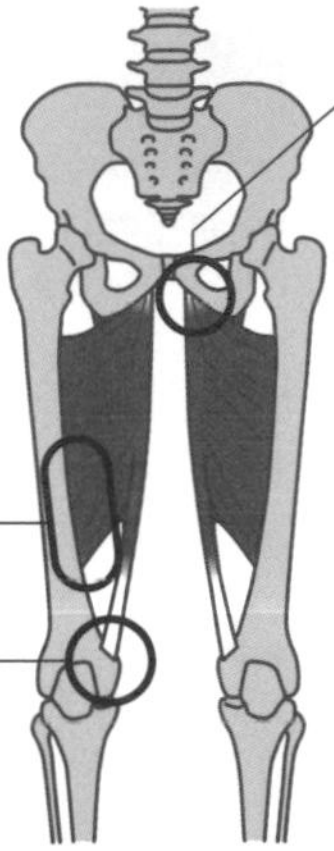

起點

恥骨下枝、坐骨下枝、坐骨結節下端外側緣

支配神經

終止於股骨粗線的肌部：閉孔神經後枝（L3～L5）
終止於內收肌結節的腱部：脛神經（L3～L5）

功用

整體內收大肌作用於髖關節內收，後束纖維作用於伸展，前束纖維作用於屈曲

一起尋找肌肉！

1 掌握位置所在

這是一塊大肌肉，要以更寬廣的視角去留意起點和終點。

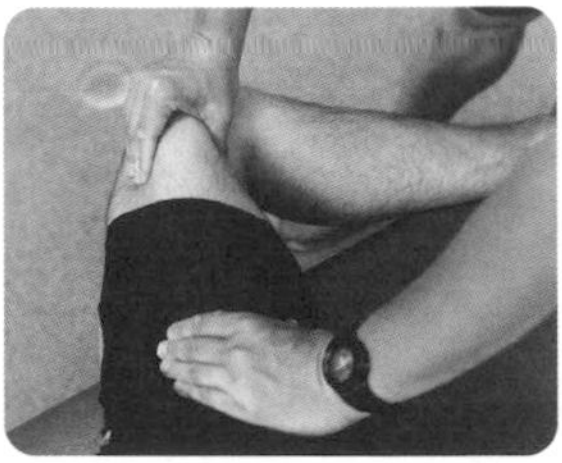

2 觸診肌肉

觸診時將注意力擺在停止於股骨上的終點處。

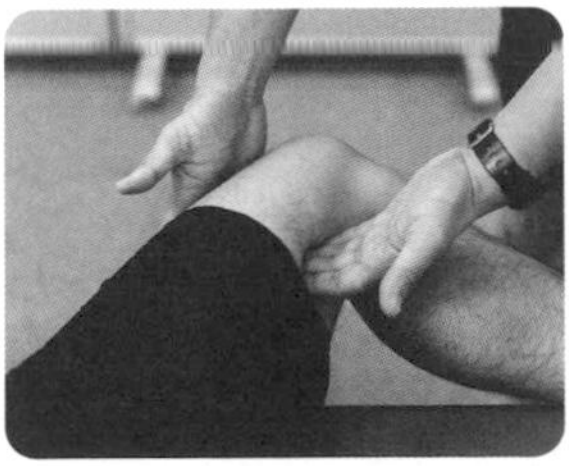

Gracilis

股薄肌

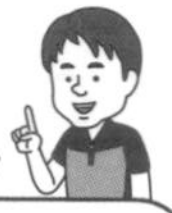

內收肌群中唯一的雙關節肌。終止於脛骨內側面，和其他肌肉共同形成「鵝足」！

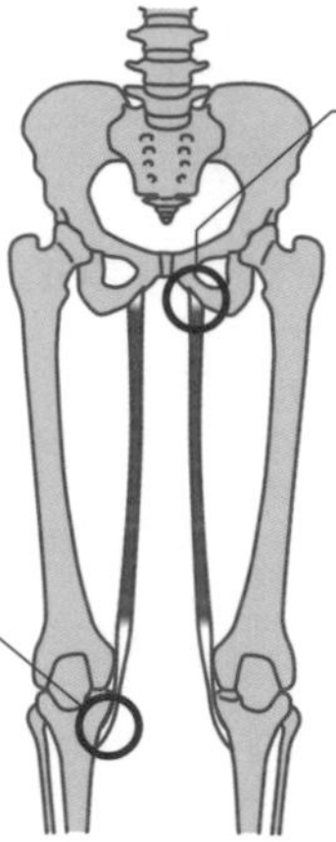

起點

恥骨聯合下端1/2處前緣、恥骨弓上端1/2處

終點

脛骨體內側面上端

支配神經

閉孔神經前枝（L2～L4）

功用

髖關節內收、屈曲，膝關節屈曲，脛骨內轉

一起尋找肌肉！

1 掌握位置所在

由於股薄肌是雙關節肌，觀察訣竅是讓膝蓋位於伸展姿勢。

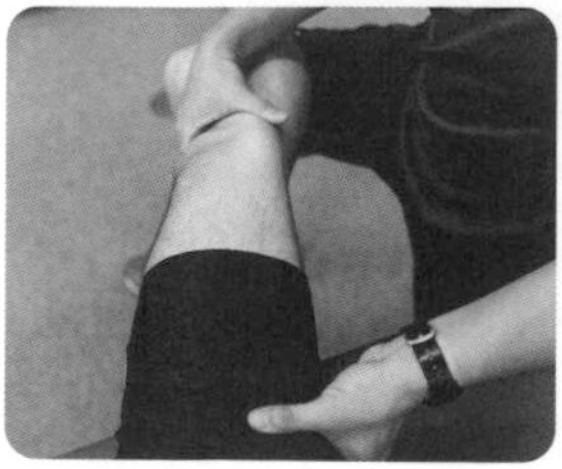

2 觸診肌肉

再加上一些外展動作，可以觸摸到股薄肌與其他內收肌之間的縫隙。

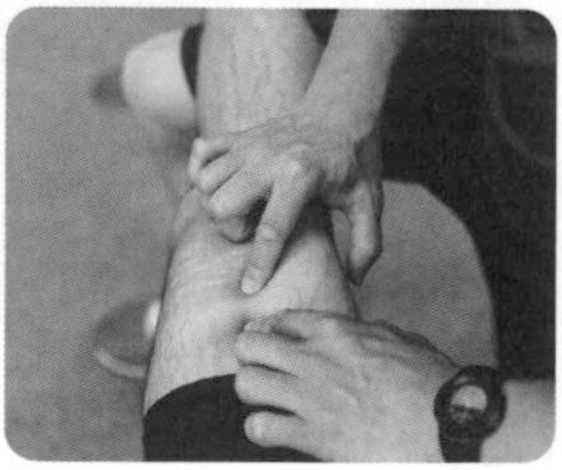

Tensor fasciae latae

闊筋膜張肌

連結股骨外側之髂脛束的肌肉。雖然肌肉本身不大，但作用於所有髖關節動作！

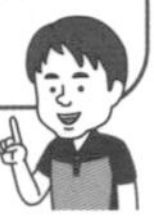

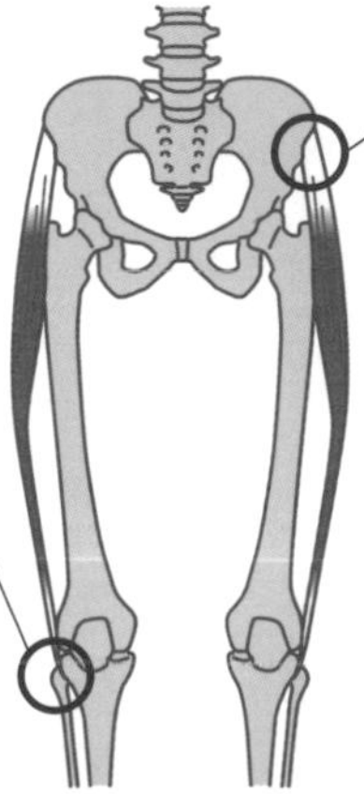

起點

髂嵴外唇前部、髂前上棘外面、髂前上棘下方的切跡外緣、闊筋膜張肌深層

終點

二層髂脛束之間，向下移行至髂脛束，並終止於脛骨外髁

支配神經

臀上神經（L4～S1）

功用

髖關節屈曲、內轉、外展

一起尋找肌肉！

1 掌握位置所在

肌肉走行角度因人而異，務必確認肌肉的起點與終點。

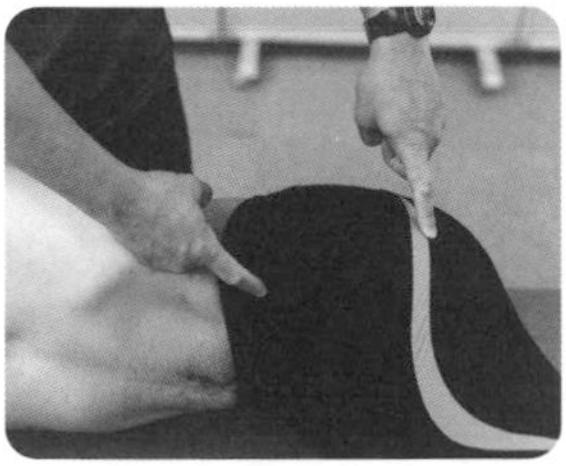

2 觸診肌肉

將手指當耙使用，以由前向後扒抓的方式觸診。

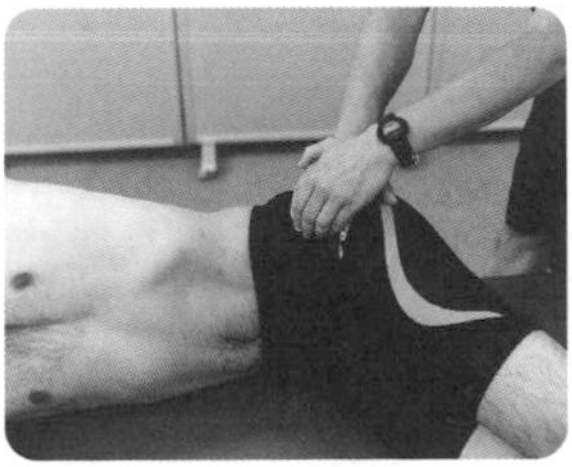

處置肌肉

髖關節內收・闊筋膜張肌

「你喜歡哪一塊肌肉？」

這句話聽起來像是玩笑話，但仔細研究肌肉後，確實有值得向大家推薦的肌肉。為數眾多的髖關節外展運動相關肌肉中，我最喜歡**闊筋膜張肌**，喜歡的程度已經稱得上是粉絲等級。

闊筋膜張肌的面積雖然不大，功用卻非常多，不僅能承受骨盆的左右搖晃，高爾夫球的揮桿、投球・打擊動作、穩定孕婦的骨盆、長時間站立、坐著蹺腳等時候，也都十分賣力工作。另外，學過肌筋膜療法的人應該都知道，闊筋膜張肌在**理解全身肌筋膜的過程中**占有一席非常重要的地位。

根據我的經驗，**某些身體有不適症狀的人，大部分都有闊筋膜張肌僵硬緊繃的異常現象**。闊筋膜張肌的確不怎麼受到矚目，也不是按摩時會感覺很舒服的一塊肌肉，因此即便是施術者也往往容易忽略這塊肌肉。各位讀者們，你們最喜歡的肌肉又是哪一塊呢？

髖關節拉伸技法
實作篇

幫助緩解髖關節疲勞的拉伸技法

先從放鬆髖關節開始

STEP 1 轉動髖關節

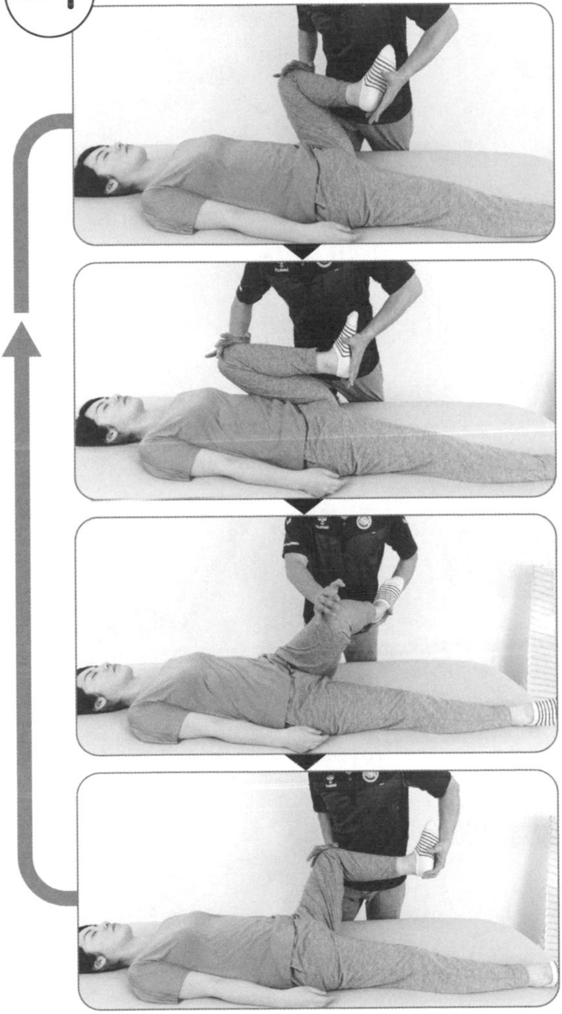

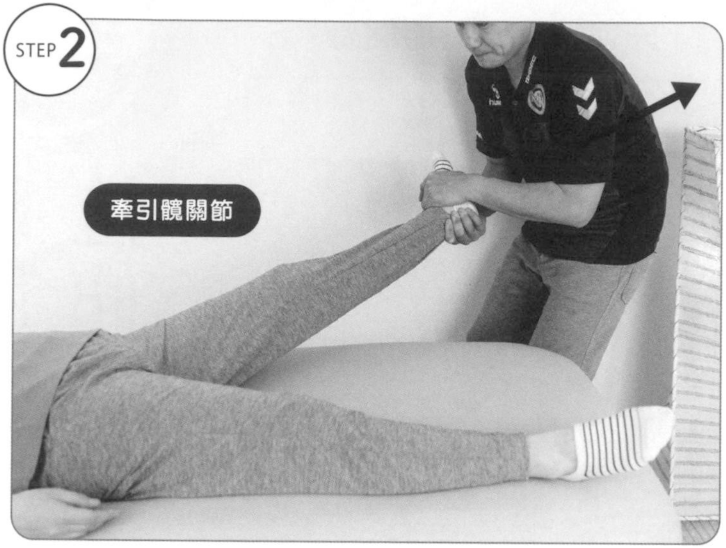
STEP 2
牽引髖關節

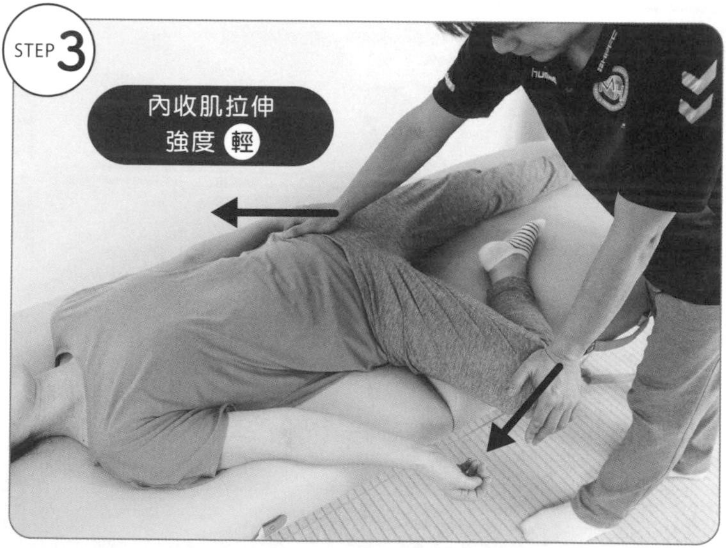
STEP 3
內收肌拉伸
強度 輕

STEP 4

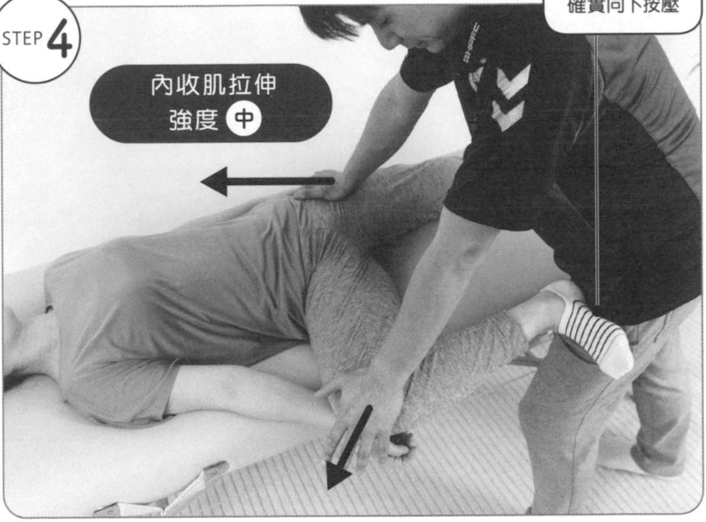

STEP 5

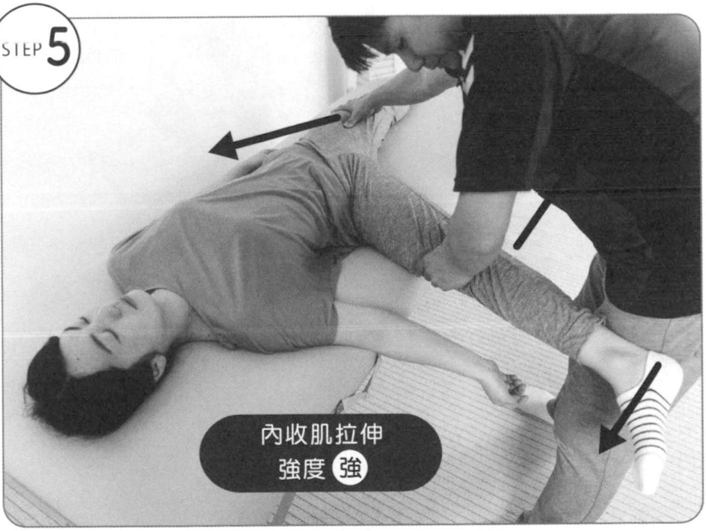

STEP 6

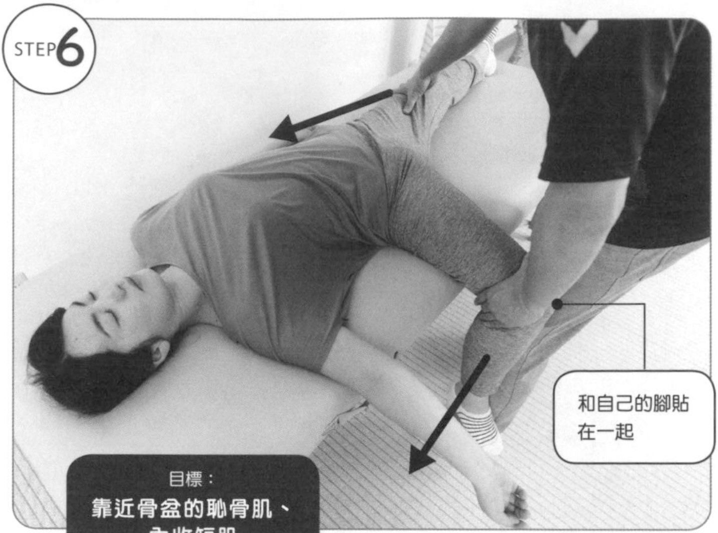
和自己的腳貼在一起
目標：
靠近骨盆的恥骨肌、內收短肌

STEP 7

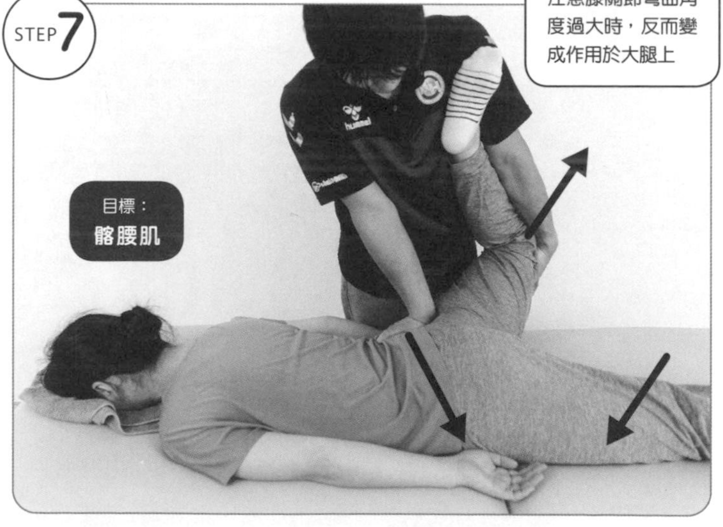
注意膝關節彎曲角度過大時，反而變成作用於大腿上
目標：
髂腰肌

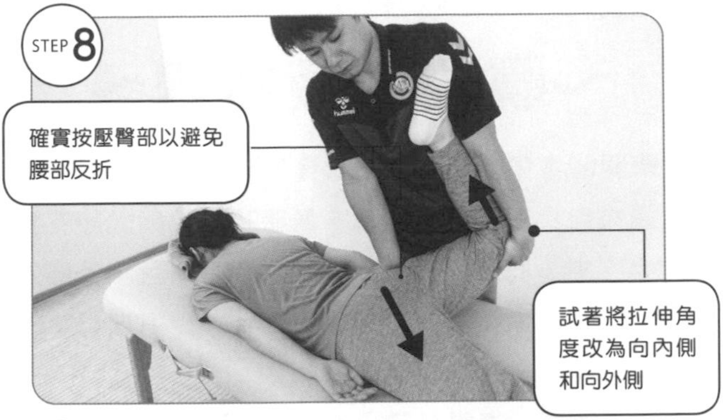
STEP 8
確實按壓臀部以避免腰部反折
試著將拉伸角度改為向內側和向外側

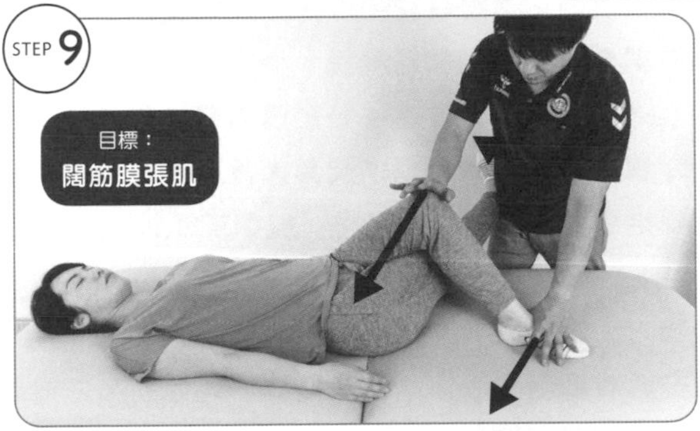
STEP 9
目標：
闊筋膜張肌

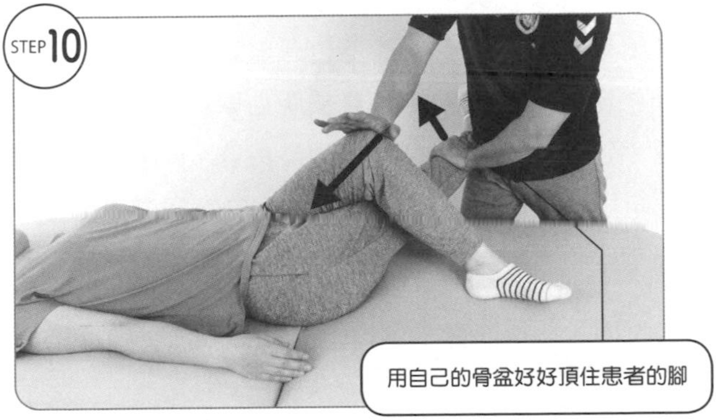
STEP 10
用自己的骨盆好好頂住患者的腳

Advice

推拿師
使用的拉伸治療法

～髖關節疲勞篇～

追究髖關節疼痛的原因時，會發現比起直接性的病因，絕大多數是來自長期的負荷累積。髖關節不像肩關節或肘關節般浮在半空中，而是一個必須隨時承載體重且承受重力作用的關節。除了治療所需時間比較長之外，更需要當事者在使用方法和強化肌肉上的各項配合。

曾經有段期間，罹患髖關節疾病的人實在太多了，因此我花了點時間澈底研究髖關節構造、機能解剖和生物力學。在這個過程中，我發現二件事。一是**髖關節的先天形狀因人而異**；一是**構造關係導致必須承受莫大負荷**。基於演化歷史，從4隻腳走路變成2隻腳走路時，髖關節承受的負荷頓時增加2倍以上，再加上先天個體差異較其他部位來得顯著，疼痛對某些人來說是免不了的過程。

但也多虧髖關節一手包辦這些負荷，其他關節才得以從沉重的負荷中解脫出來。要不是髖關節幫忙承受負荷，疼痛症狀將會出現在膝蓋、腰部等部位。身體各部位必須像這樣互助合作才得以共存下去。我終於明白單純疼痛不代表真的出了問題，別忘記我們的身體不同於機器，可能有左右長度不一、歪斜等種種情況，畢竟身體是天生的自然產物。

推拿師的工作
並非只有排除疼痛，
還要了解身體各部位並加以接納

令許多高齡者
煩惱的膝蓋
照護工作！

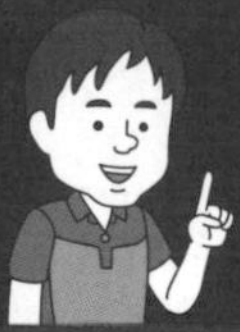

Chapter 7

改善 大腿部位的疲勞

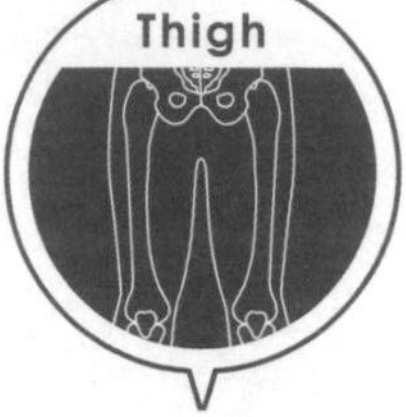

大腿部位疲勞的原因

仔細觀察自行車選手、橄欖球選手或短跑選手，會發現他們的**大腿部位**發達到驚為天人。其中不乏有人單隻大腿的粗細可比擬女性腰圍。然而並非所有競賽都需要如此驚人的肌肉量。換句話說，除了一般以粗細、大小評估肌肉外，**還有其他各種評估指標，每個人需要的肌肉評估指標也不盡相同**。那麼，具體的指標還包含哪些呢？

・分量　・粗細　・力量　・爆發力　・耐力　・柔軟度　・平衡力

還記得參加棒球大聯盟訓練營時，我發現一個非常有趣的現象。每位選手都有相當足夠的肌肉量，而投球所需的肩膀周圍等上半身肌肉更是具有十足的柔軟性，**但相較之**

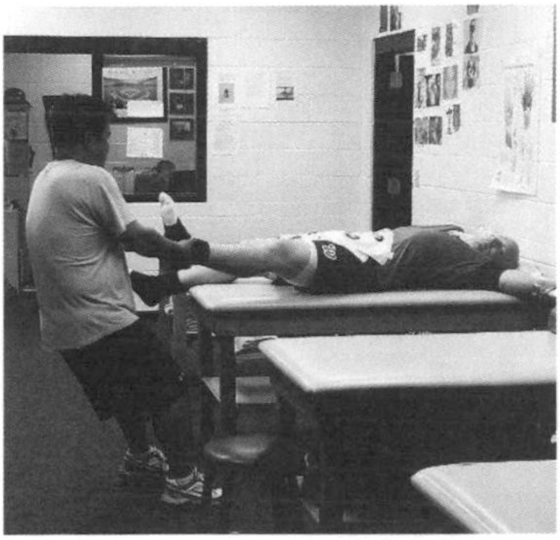

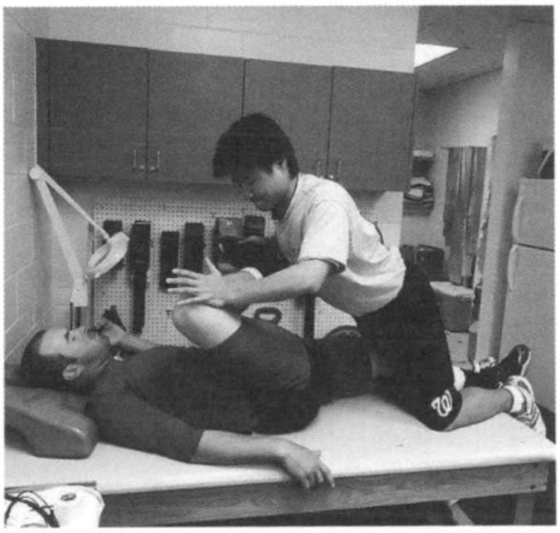

下，下半身肌肉顯得十分僵硬，不少選手甚至無法做到前彎手摸地的動作。這就是平常只照顧投球所需部位的證據，或許也因為這樣的緣故，選手常有下半身運動傷害的情況發生。

上半身有驚人的肌肉量和柔軟度，但下半身沒有，這讓我從中領悟上・下半身不平衡對身體其實是有害無利的。當然了，這是我參與期間及當時的選手所發生的情況，並不代表整體趨勢。但當時的我專注於下半身的施術治療也是不爭的事實。

無論是平時經常鍛鍊的選手，還是平時運動量不足的一般人，只要怠於細心照料，同樣都會出現身體不適症狀。**以提升柔軟度為目標的拉伸運動具有一定程度的功效**，這的確也是全世界有目共睹。

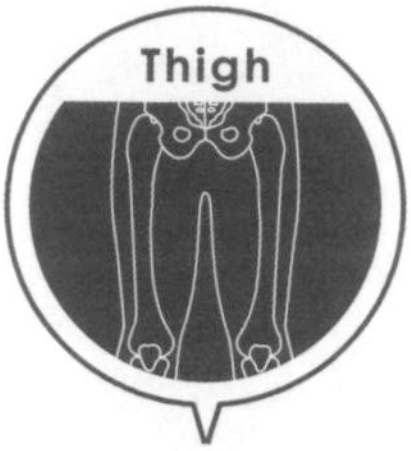

膝關節的屈曲・伸展

大腿部位的肌肉多與髖關節動作有關，而上個章節已經說明過髖關節，這個章節會將重點擺在膝關節動作上。膝關節只有**屈曲和伸展**這兩種非常容易理解的動作。

而看似單純的膝關節動作，為什麼還是有那麼多人深受膝關節疼痛所苦呢？答案是**與單純動作完全相反的複雜構造**。假設一般關節為自用車，膝關節就是F1賽車，**F1賽車雖然是高性能高規格，但相對容易損壞**。同樣進行維護整頓，但需要的專門性截然不同。

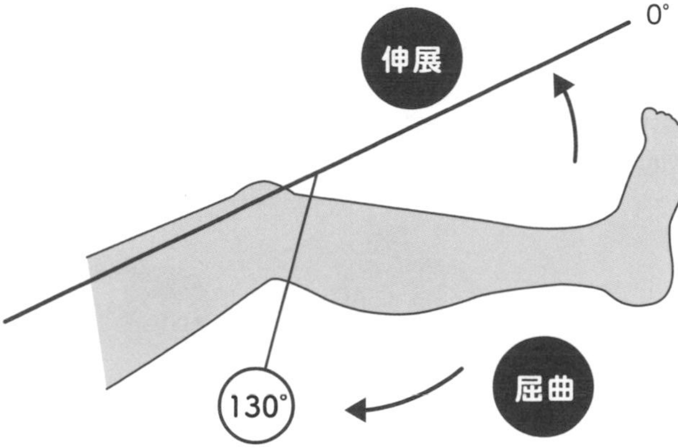

退化性膝關節炎好發於高齡者身上，前十字韌帶斷裂、關節半月板破裂則時常發生在運動員身上，不同世代或性別各有各的膝關節煩惱，但同樣都需要細心且紮實的照料。

Rectus femoris

股直肌

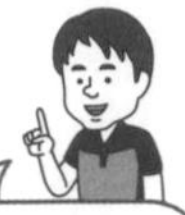

股四頭肌中唯一的雙關節肌。對需要瞬間爆發力的動作有極大貢獻！

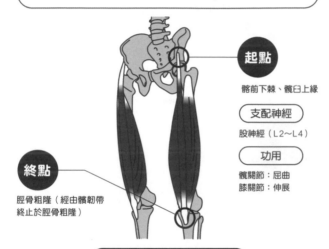

起點

髂前下棘、髖臼上緣

支配神經

股神經（L2～L4）

功用

髖關節：屈曲
膝關節：伸展

終點

脛骨粗隆（經由髕韌帶終止於脛骨粗隆）

一起尋找肌肉！

1 掌握位置所在

掌握脛骨粗隆，確實觀察身為雙關節肌的股直肌。

2 觸診肌肉

讓患者稍微用力輕度屈曲髖關節，這樣比較容易看出股直肌的形狀。

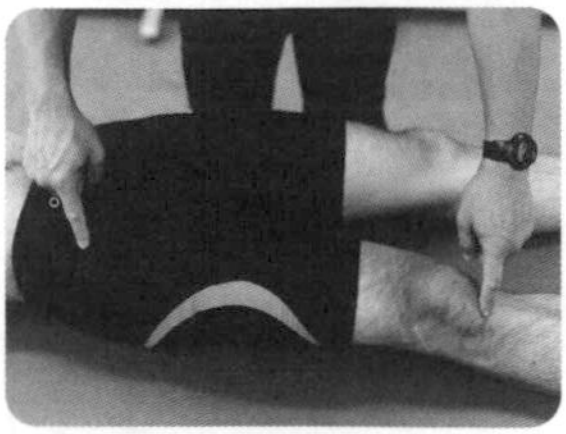

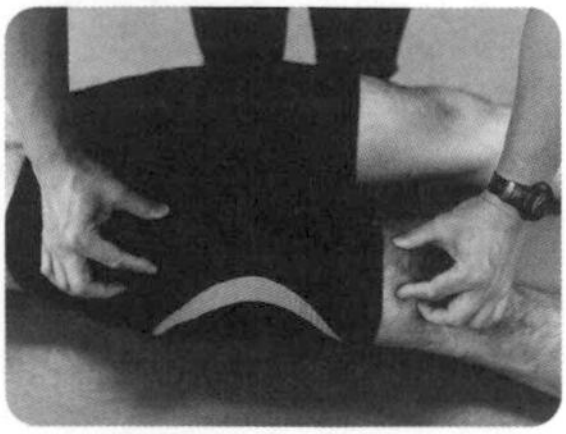

Vastus intermedius

股中廣肌

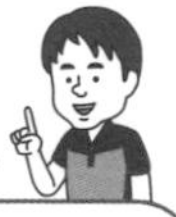

在髖關節屈曲姿勢下，作用於膝蓋伸展運動。是保持膝蓋筆直，控制下肢運動時不可或缺的肌肉！

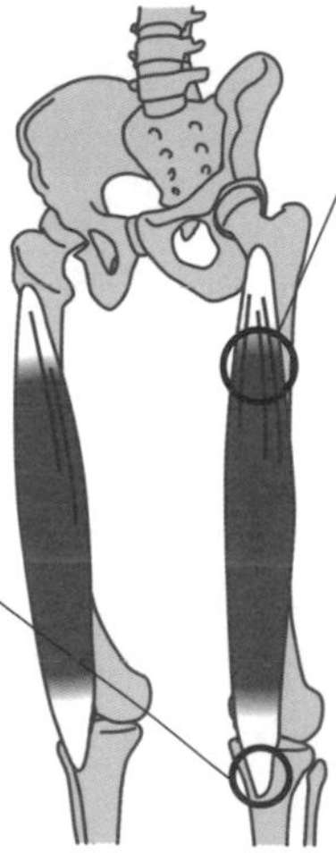

起點

股骨體（前側）

支配神經

股神經（L2～L4）

功用

膝關節：伸展

終點

脛骨粗隆（經由髕韌帶終止於脛骨粗隆）

一起尋找肌肉！

1 掌握位置所在

始於股骨中央前側，和其他三頭一樣終止於脛骨粗隆。

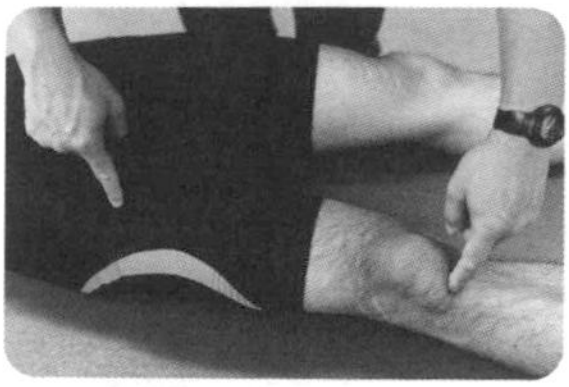

2 觸診肌肉

以觸診方式試著找出股直肌與股內廣肌等肌肉間的縫隙。

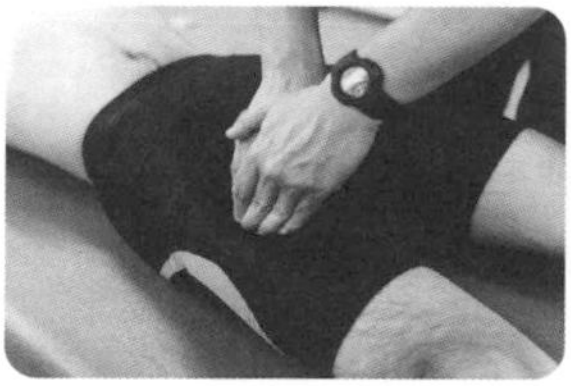

處置肌肉

髖關節伸展・股中廣肌

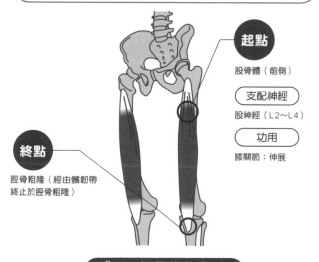

Vastus medialis

股內廣肌

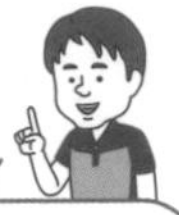

在髖關節外轉姿勢及小腿固定不動時，作用於膝蓋伸展運動。
例如從蹲踞狀態站起身的動作！

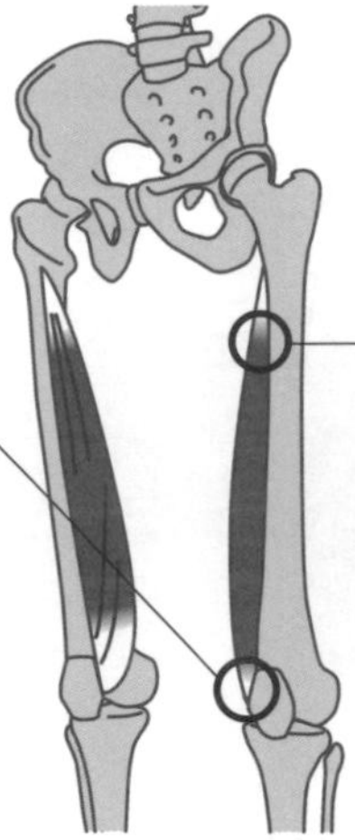

起點

股骨粗線（內側唇）

支配神經

股神經（L2～L4）

功用

膝關節：伸展

終點

脛骨粗隆（經由髕韌帶、髕內側支持帶終止於脛骨粗隆）

一起尋找肌肉！

1 掌握位置所在

始於股骨內側，和其他三頭一樣終止於脛骨粗隆。

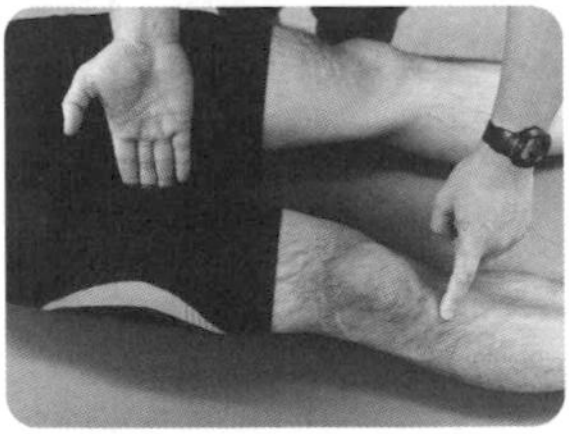

2 觸診肌肉

維持①的狀態，手指往內側滑動進行觸診。

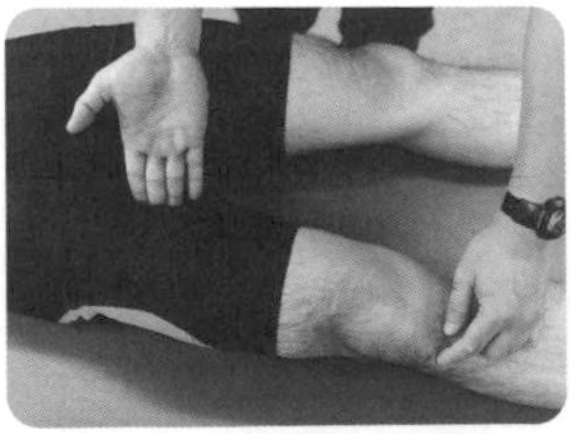

Vastus lateralis

股外廣肌

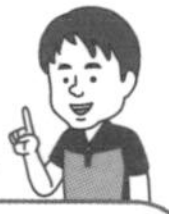

在髖關節內轉姿勢下，作用於膝蓋伸展運動。是股四頭肌中最大的肌肉！

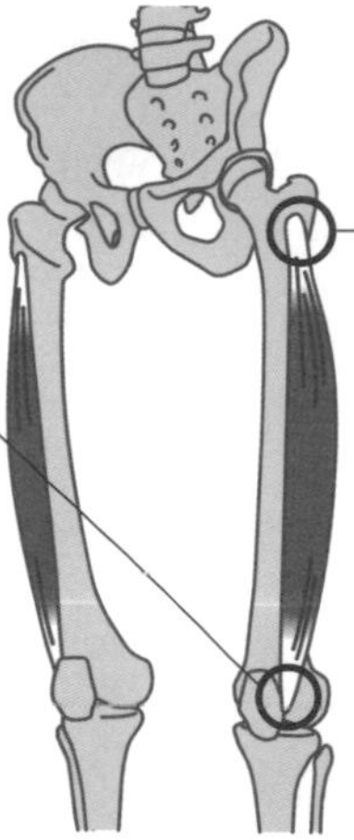

起點

股骨粗線（內側唇）、大轉子（外側面）、外側股肌肌間隔

終點

脛骨粗隆（經由髕韌帶、髕外側支持帶終止於脛骨粗隆）

支配神經

股神經（L2～L4）

功用

膝關節：伸展

一起尋找肌肉！

1 掌握位置所在

始於股骨外側，和其他三頭一樣終止於脛骨粗隆。

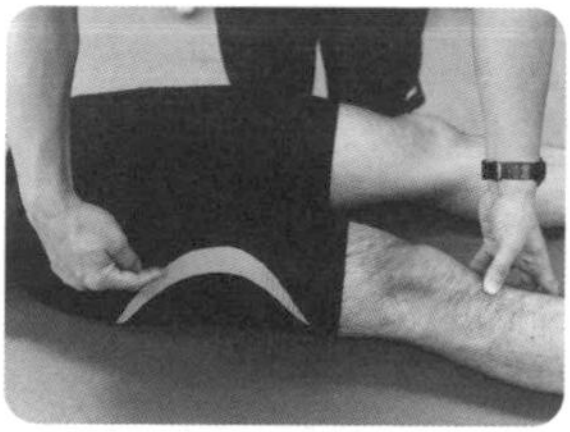

2 觸診肌肉

維持①的狀態，手指往外側滑動進行觸診。

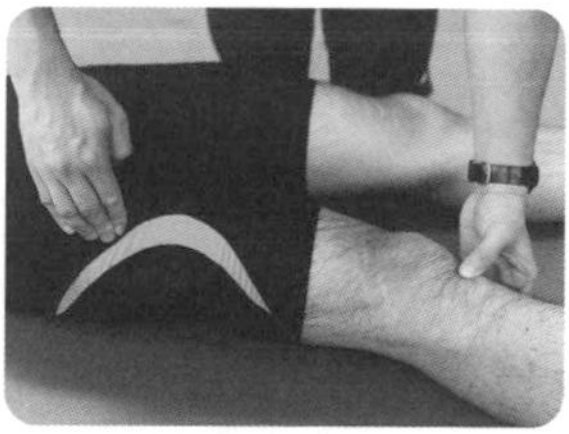

Sartorius

縫匠肌

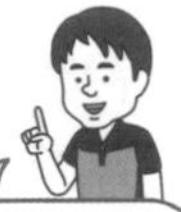

縫匠肌是人體最長、大腿前側最淺層的肌肉。除了是雙關節肌外，終點部位和股薄肌、半腱肌共同形成鵝足！

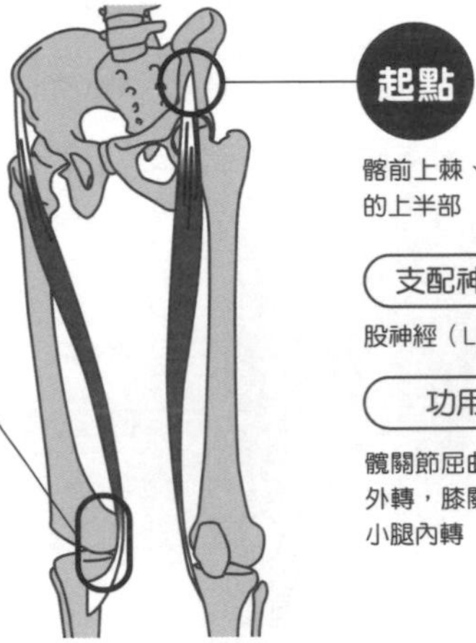

一起尋找肌肉！

1 掌握位置所在

確認從骨盆外側朝向內側的斜下走行。

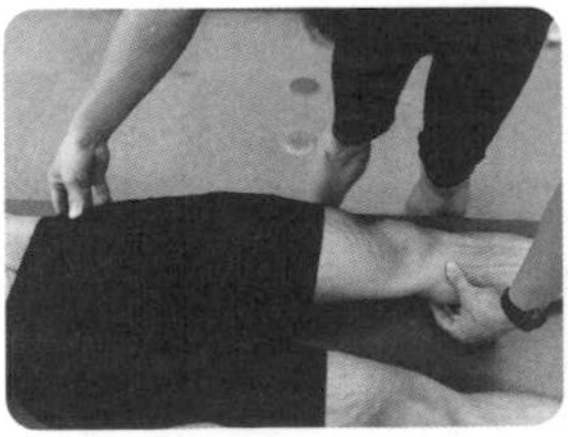

2 觸診肌肉

即將形成鵝足之前的部位最容易觸摸得到，試著用捏起來的方式進行觸診。

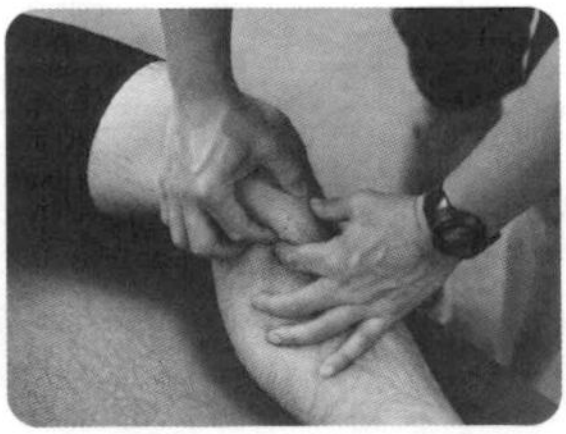

接下來為大家介紹**大腿前側的肌肉**。細長的股骨加上紮實且分量足夠的肌肉，才有我們平時看到的大腿的粗細。**股四頭肌中位於最表層的是股直肌**，也是四塊肌肉中唯一**附著於骨盆（髂前下棘）的肌肉。不僅作用於膝關節伸展，也作用於髖關節屈曲和骨盆前傾**。股直肌的特色是具有多樣性。

而附著於骨盆（髂前上棘）的肌肉是縫匠肌。縫匠肌也算是大腿前側的淺層肌肉，看似容易施術治療，卻由於肌肉本身的曲線走行和極為精緻的結構，不僅按摩治療有難度，就連拉伸技法也**需要一定程度的技術，才不會在施術過程中影響其他肌肉**。另一方面，縫匠肌也是一塊相當難以鍛鍊的肌肉，聽我熟識的健美運動員表示，比起鍛鍊技術，天生骨架和使用方式才是真正的決勝關鍵，有些選手再怎麼努力鍛鍊也無法打造漂亮的肌肉形狀。仔細觀察健美運動員或聽他們述說如何鍛鍊，這對學習肌肉來說都是獲益匪淺的。

Biceps femoris

股二頭肌

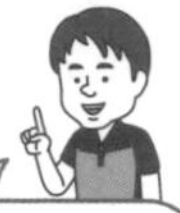

維持髖關節穩定性、防止骨盆前傾的肌肉。雖然是雙關節肌，但對髖關節伸展的貢獻遠大於膝關節屈曲！

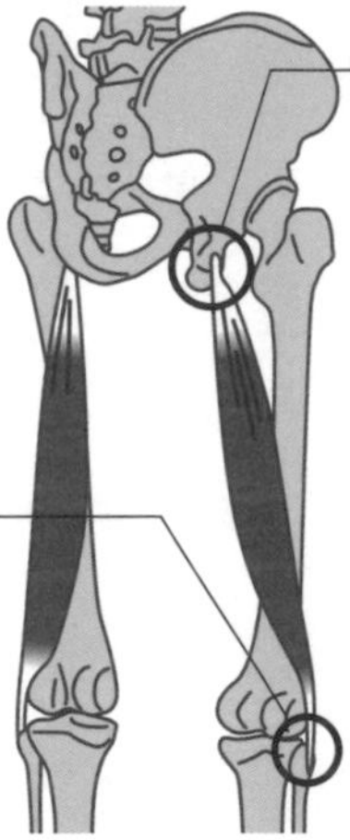

起點

長頭：坐骨結節、薦結節韌帶（和半腱肌形成共同頭）
短頭：股骨粗線外側唇的中央1/3處

終點

腓骨頭

支配神經

長頭：脛神經（L5～S2）
短頭：總腓神經（L5～S2）

功用

髖關節（長頭）：伸展・於縱切面上穩定骨盆
膝關節：屈曲・外轉

一起尋找肌肉！

1 掌握位置所在

確認從坐骨結節朝向外側延伸的肌肉走行。

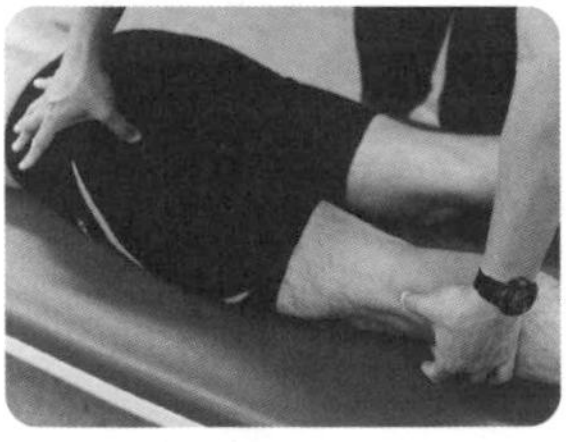

2 觸診肌肉

於膝關節屈曲狀態下，用手腕部位如同向外側推開般按壓。

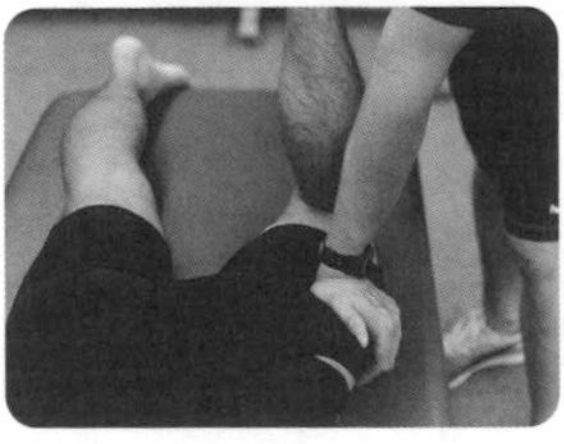

Semitendinosus

半腱肌

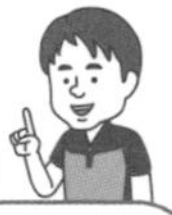

如字面所示，下半部形成細長的肌腱。肌纖維比較長，因此短跑選手多半有極為發達的半腱肌！

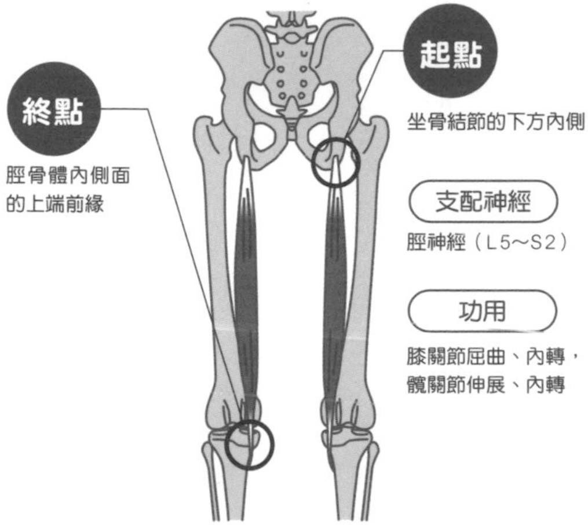

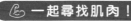

一起尋找肌肉！

1 掌握位置所在

確認半腱肌的終點部位形成鵝足。

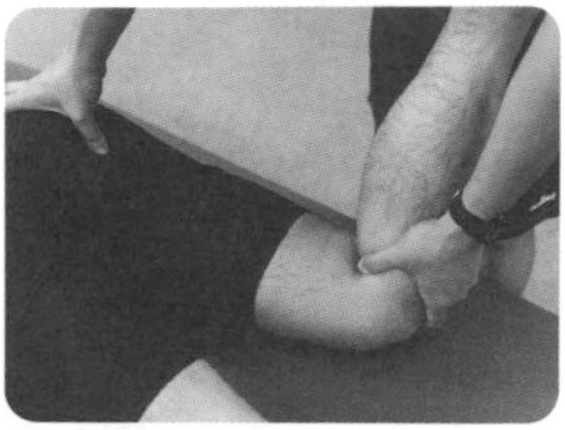

2 觸診肌肉

用手腕按壓大腿上半部的肌腹，按壓內側時稍微施加一點力量。

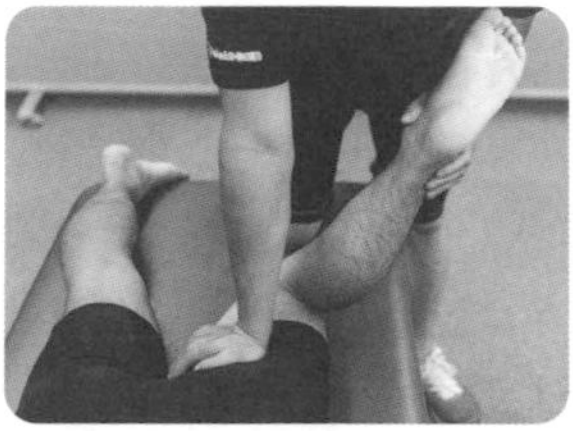

大腿後側的肌肉通稱為「膕旁肌群」，但其實各自有各自的職責所在。有些人或許聽過「抗重力肌」，但膕旁肌群中**對保持姿勢貢獻最大的是股二頭肌**。**半腱肌於脛骨前面形成「鵝足」**，半膜肌進一步包覆鵝足，形成「深鵝足」，作用於膝關節屈曲。需要經常屈曲伸展膝關節的運動員，應該多少經歷過鵝足區域發炎「鵝足肌腱炎／滑囊炎」所引起的疼痛。

另一方面，我發現有不少推拿師無法確實掌握**內收肌群和股四頭肌的相對位置關係**，我希望大家養成**仔細觀察大腿部位剖面圖，並且透過反覆觸診**以培養施術治療的感覺。深入理解每一塊精緻的肌肉，進行施術治療時將會更加謹慎且細膩。接下來為大家介紹的拉伸技法雖然乍看之下很相似，但稍微改變一下伸展角度，對象肌肉也會跟著改變。平時常進行伸展運動的人，誠心建議務必嘗試看看。

大腿部位剖面圖（右腳）

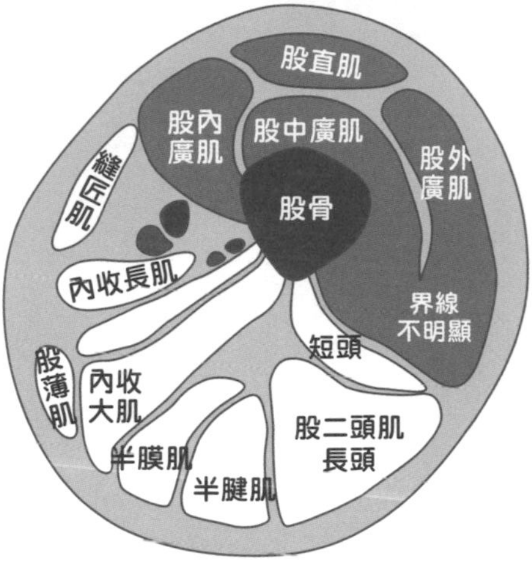

此為髕骨以上15～20㎝處的剖面圖。股中廣肌、股外廣肌等所占比例較高。髕骨以上5～10㎝左右的話，股中廣肌和股外廣肌的比例下降，股內廣肌的比例升高。

何謂鵝足滑囊炎

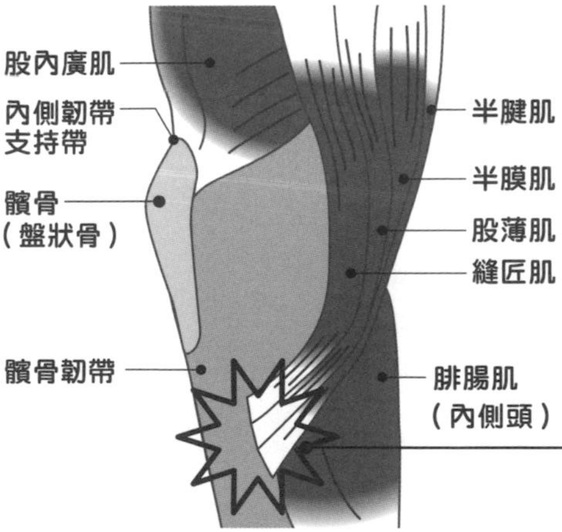

承受負荷過大、使用過度、運動前沒有確實暖身、X型腿等骨骼異常所引起的炎症。

由3塊附著於脛骨上的肌肉共同形成，因為外形像鵝掌而取名為「鵝足」。

大腿部位
拉伸技法
實作篇

幫助緩解大腿部位疲勞的拉伸技法

大腿拉伸技法

STEP 1

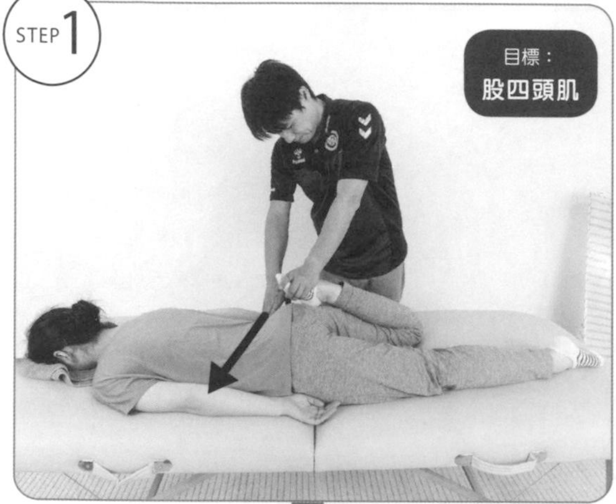

STEP 2

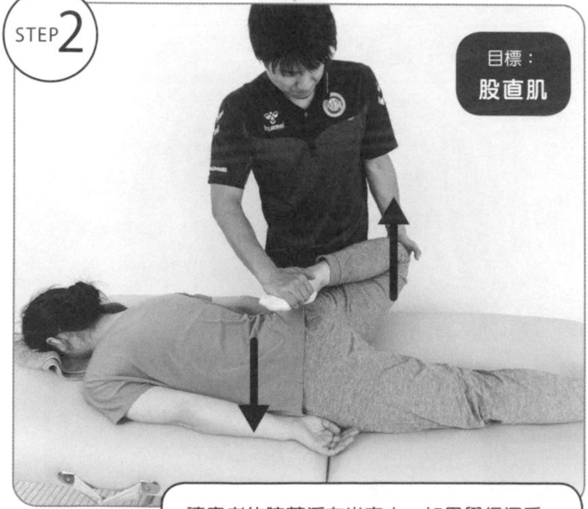

讓患者的膝蓋浮在半空中，如果覺得沉重，可以將自己的膝蓋置於患者大腿下方

STEP 3

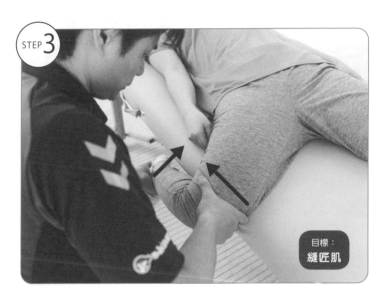

STEP 4

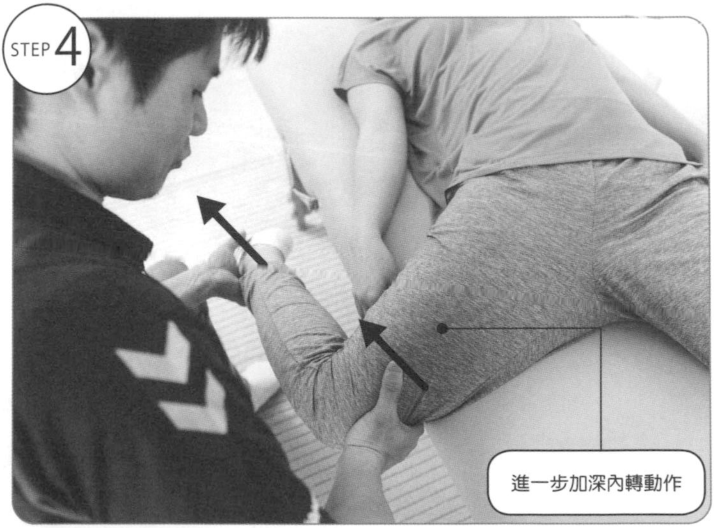

旁肌群（上半部）3個方向

左腳 施術治療版

右腳 施術治療版

正面

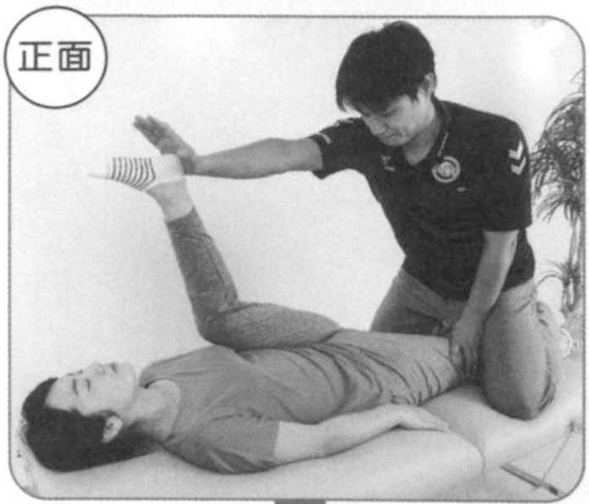

正面

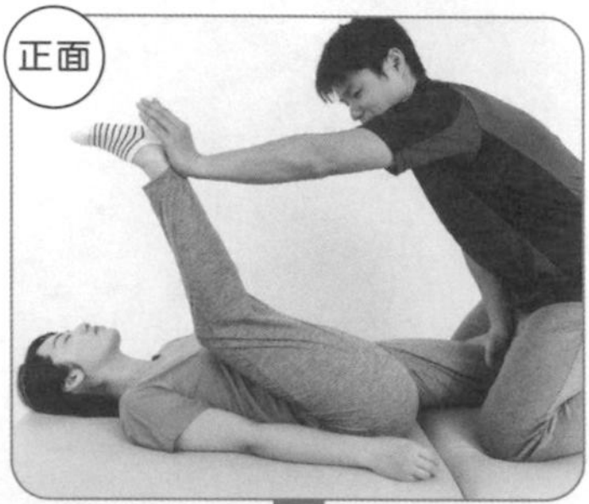

刻意讓膝蓋輕度屈曲

向外側

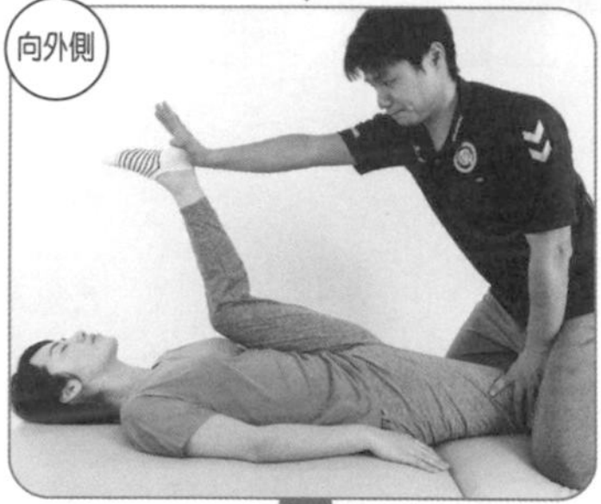

向外側

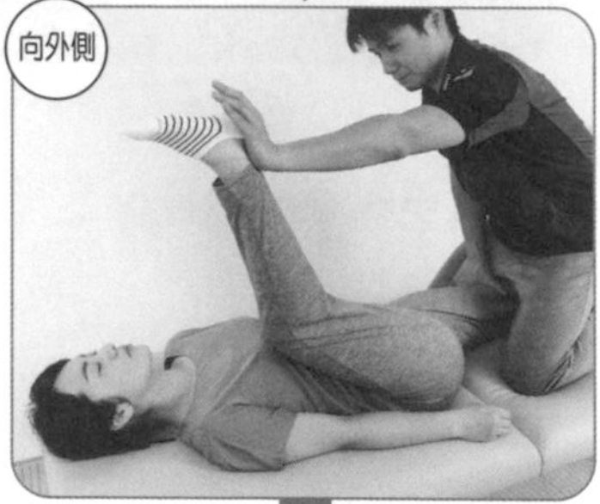

換手維持大轉子的角度

向內側

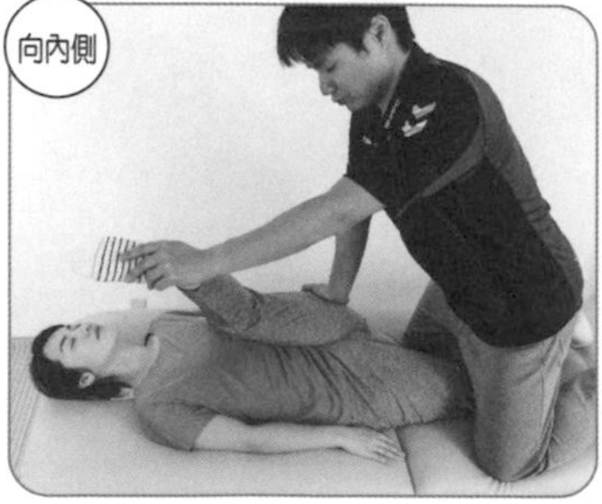

向內側

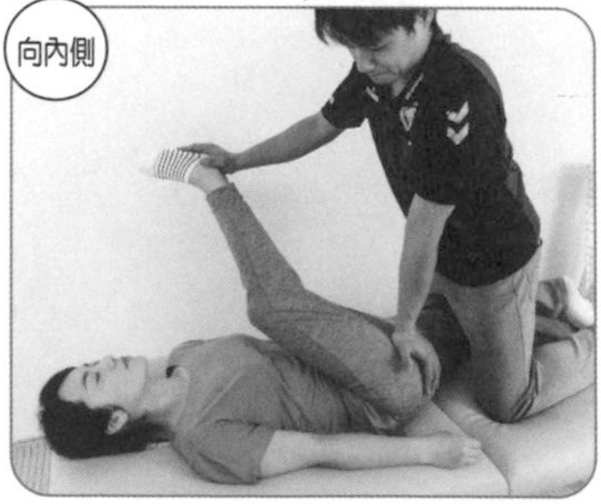

旁肌群（下半部）3個方向

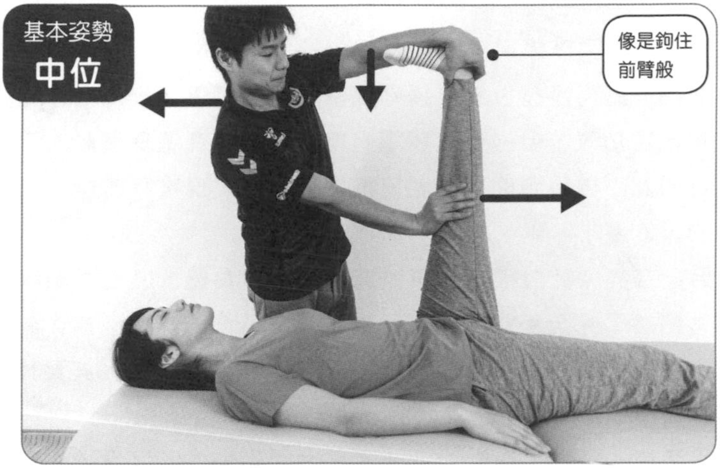

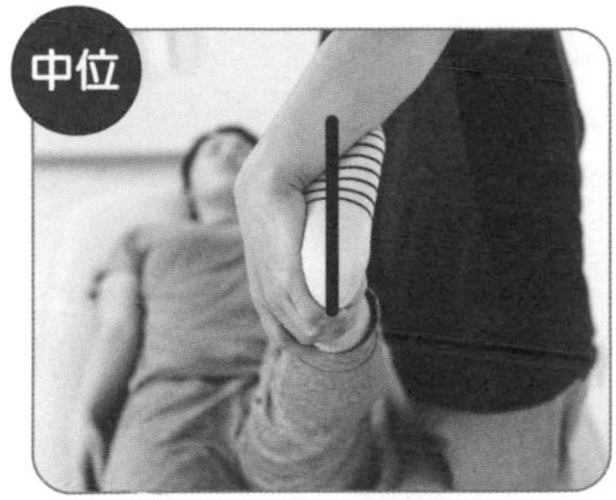

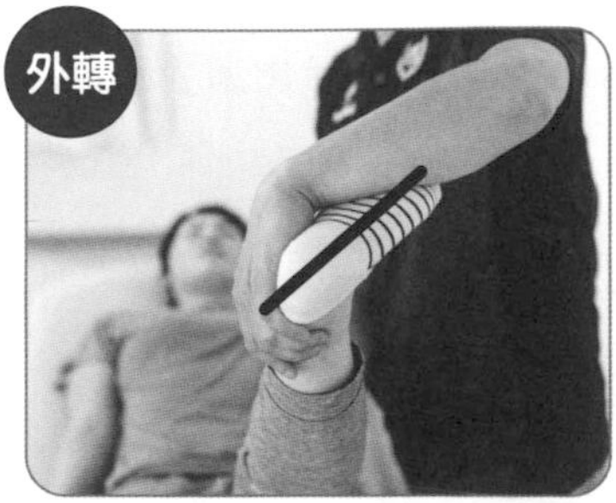

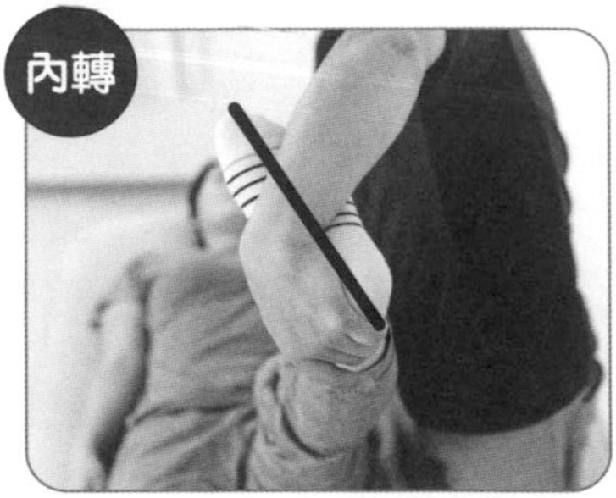

Advice

推拿師
使用的拉伸治療法

～大腿部位疲勞篇～

無論膝關節疼痛或髖關節疼痛，針對一般患者，我們通常建議他們於施術治療後養成運動或做體操的習慣。施術治療確實具有一定功效，但強化或穩定組織的捷徑終究還是運動。不過話雖如此，做得到的人早就已經這麼做了，現實社會中，大部分的人依舊做不到。

另一方面，針對平時從事體育運動的運動員，為他們施術治療時則給予完全相反的建議，幾乎都是請他們安排適當休息時間。建議一般人「多運動」，建議運動員「少運動」，其實我自己也覺得很矛盾，但這畢竟牽涉到均衡問題。

我認識一些健美運動員，一般程度的努力並不足以讓他們打造並維持健美身形。除了鍛鍊行程外，也必須依照時期調整飲食和營養。從事體育運動是否需要美麗的肌肉，依競賽項目而異，未必每一種都像健美運動一樣。

另一方面，有些稱不上健康體格，卻完全沒有任何不適症狀。好比相撲選手，他們雖然看起來很胖，但脂肪底下是一般人完全比不上的超強肌肉，因此才能維持如此巨大身體的穩定性。

我們身為推拿師最應該關注的是對方以什麼樣的狀況從事活動，以及應該如何協助他們調整出**從事這些活動所需要的身體**。絕對不能光憑外觀進行判斷。

不能光憑外觀判斷身體狀態

重心經常
位於後方的人，
小腿前側
容易疲勞！

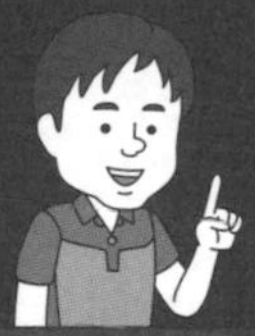

Chapter
8

改善
小腿部位的疲勞

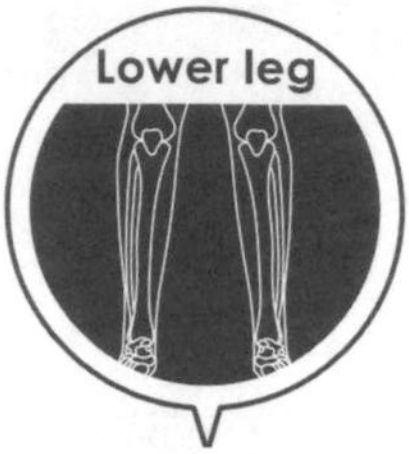

小腿部位疲勞的原因

「半夜小腿抽筋痛醒」我想大家應該聽過或親身經歷過這樣的情況。抽筋也就是**「肌肉痙攣」**，肌肉代謝失衡導致不自主強烈收縮的現象。因為是強烈收縮，**解決方式就是伸直，亦即首要之務是做些輕度伸展運動**。睡覺中、運動時、早上起床時……容易抽筋的人往往會在某些特定狀況下抽筋。因此我經常建議上門求診的客戶事先確實掌握這些情況和發作時間點，並且提前進行充分的伸展操，肯定有助於預防或減輕疼痛程度。

除此之外，同樣的小腿部位，也有不少人深受阿基里斯腱發炎等**過度使用症候群**、小腿前側的**脛前肌**疲勞所苦。接下來將依序為大家介紹小腿一帶的肌肉。

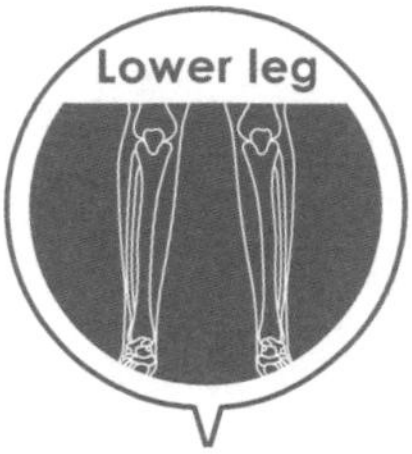

踝關節的背屈・蹠屈、內翻・外翻、內收・外展

小腿部位的肌肉和**膝關節**、腳趾關節息息相關，但**最大的貢獻在於腳踝運動**。以關節分類來說，踝關節屬於「蝸狀關節」，除了**單純的彎曲伸直（背屈・蹠屈）外，還可以斜向、橫向運動**。複雜的運動需要好幾塊肌肉共同合作，因此這個部位的肌肉和前臂部位一樣難以理解。

由於踝關節承載全身體重，穩定性顯得格外重要，而主要負責這個任務的是**「韌帶」**。雖然身體每個部位都有韌帶，但踝關節最大的特色就是布滿許多細瑣、大小不一的韌帶。**肌肉使踝關節具有較大的可動範圍，韌帶則提供強勁的穩定性，組織之間相互協調且共同合作才得以有活動自如的踝關節**。

Tibialis anterior

脛前肌

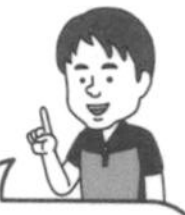

作用於踝關節背屈的肌肉中，脛前肌最為強而有力，然而一旦發生麻痺，容易變成垂足姿勢（腳趾尖下垂無法抬起）。

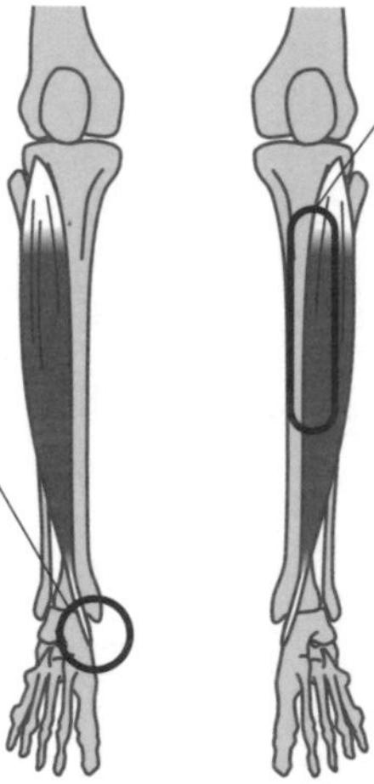

起點

脛骨外髁、脛骨體外側面上端1/2～1/3處、小腿骨間膜上方2/3處、肌筋膜深側面

終點

第一蹠骨骨底、內楔狀骨內側與足底面

支配神經

深腓神經（L4～S1）

功用

踝關節背屈、跗間關節內翻

一起尋找肌肉！

1 掌握位置所在

由於終點位於大拇趾側，務必確認肌肉為斜向走行。

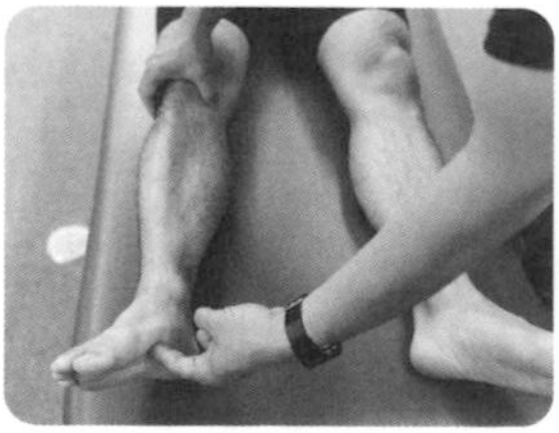

2 觸診肌肉

讓踝關節用力背屈，觸診向上浮起的肌肉。

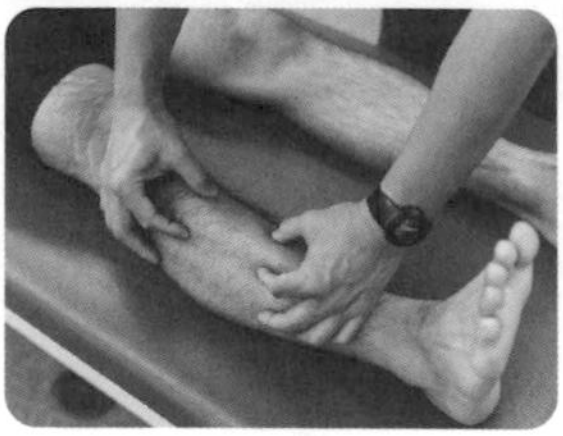

處置肌肉

踝關節背屈・伸趾長肌

Extensor digitorum longus

伸趾長肌

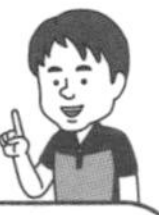

負責維持踝關節之蹠屈肌群與背屈肌群之間的平衡，下端有一部分分枝成第三腓肌！

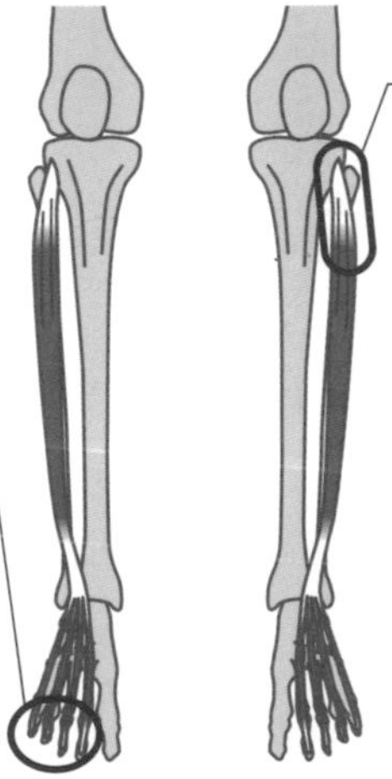

起點

脛骨外髁、腓骨體前側上端3/4處、骨間肌筋膜上端、筋膜深側面、伸趾長肌和內側的脛前肌之間的肌間隔、腓長肌、腓短肌

支配神經

深腓神經（L4～S1）

功用

第2～第5趾的MP關節（掌趾關節）和IP關節（趾間關節）伸展、踝關節伸展、距下關節旋前

終點

第2～第5趾的中間趾骨和遠端趾骨

一起尋找肌肉！

1 掌握位置所在

用力伸展腳趾讓肌腱浮現於表面以進行確認。

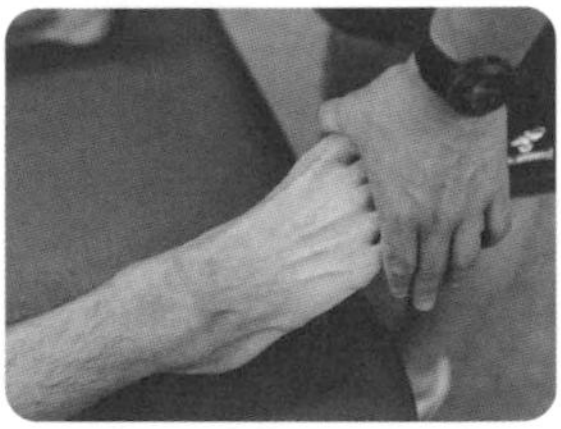

2 觸診肌肉

試著觸摸①狀態下活動中的肌腹部。脛前肌理當也會跟著動。

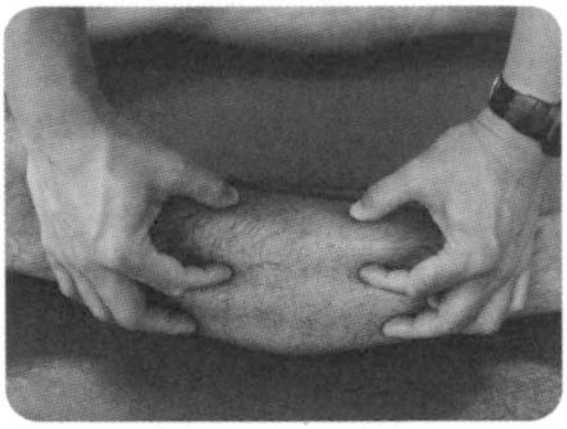

接下來為大家介紹**小腿部位前側的肌肉**，也就是我們俗稱的**小腿**。大部分的人都知道後側的小腿肚容易產生不適症狀，但其實前側肌肉抽筋或出現疼痛現象的情況也不算少見。我想問題應該出在「重心」。大家試著在站立狀態下將重心移往腳跟部位，應該感覺得到腳趾向上翹起吧。遇到這種情況時，小腿前側肌肉會用力以避免身體向後傾倒。基於這個緣故，**「重心向後」的人容易有小腿前側肌肉疲勞的傾向**。而重心向後的原因五花八門，最具代表性的是骨盆後傾。大家試著在站立狀態下，擺出如人猿般的「反折腰翹臀」姿勢，應該不難發現整個重心明顯向前。這也就表示身體後傾則是因為重心向後。

疑似骨盆後傾的症狀

- 以雙腳腳跟完全著地的姿勢坐下時，身體會向後傾倒
- 膕旁肌群僵硬而無法做出前屈動作
- 鞋子腳跟部位磨損得很嚴重
- 因年紀增長或運動不足而形成駝背姿勢

Gastrocnemius

腓腸肌

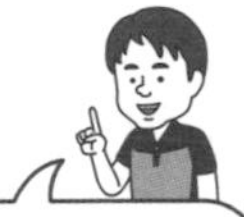

形成俗稱「小腿肚」的雙關節肌。肌肉中快縮肌纖維的比例較高，以容易拉傷和「抽筋」而聞名！

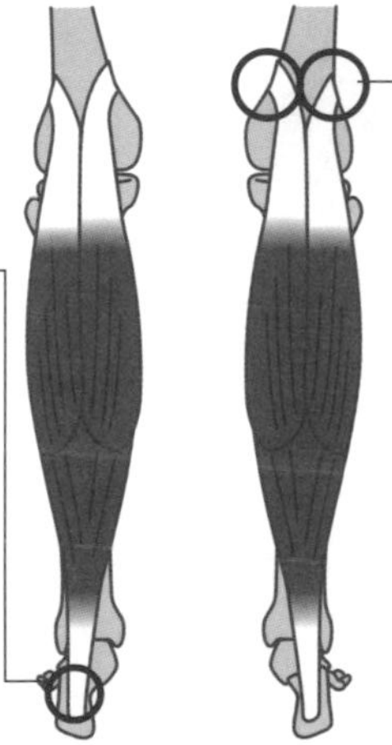

終點

停止於跟骨結節，和比目魚肌形成阿基里斯腱

起點

內側頭：股骨內上髁後端的凹窩、膝關節囊
外側頭：股骨外上髁後側、膝關節囊

支配神經

脛神經（S1～S2）

功用

踝關節蹠屈、足部外翻、膝關節屈曲

一起尋找肌肉！

1 確認內側頭

從肌肉的大範圍面積就可以知道拉傷容易出現在內側部位。

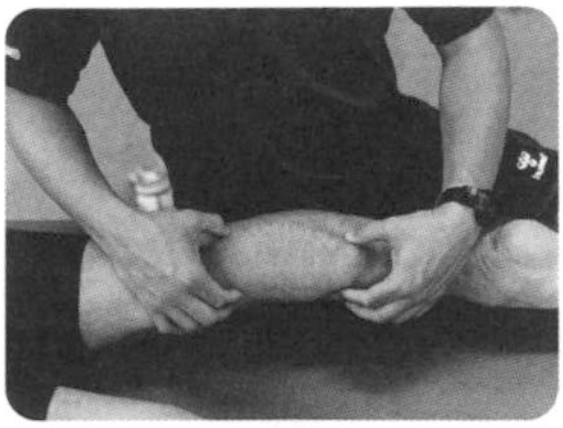

2 確認外側頭

外側部位的發達程度多半不如內側。

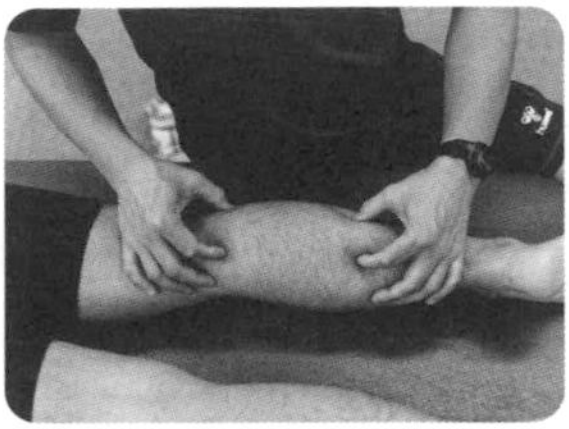

處置肌肉

踝關節蹠屈・腓腸肌

Soleus

比目魚肌

和腓腸肌一起形成人體最強的肌腱一阿基里斯腱。特徵是肌纖維非常短，所以相對強而有力！

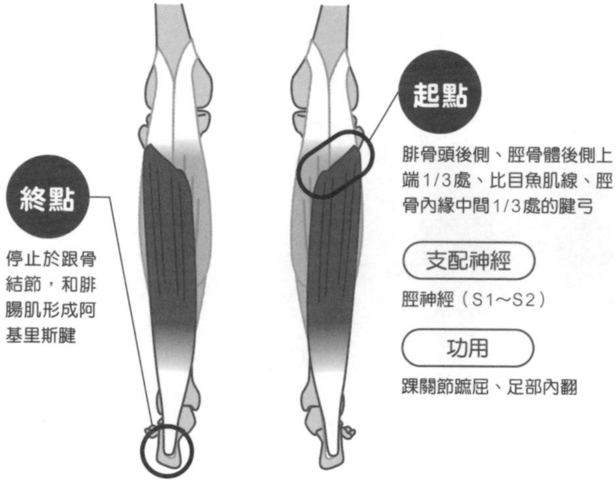

一起尋找肌肉！

1 掌握位置所在

比目魚肌為單關節肌，始於膝關節下方。

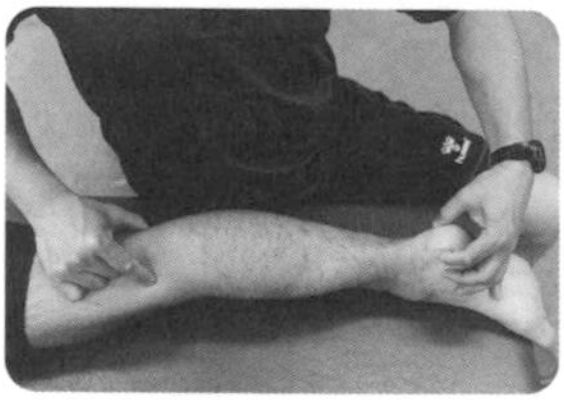

2 觸診肌肉

用手指沿著脛骨與腓腸肌之間滑動以進行觸診。

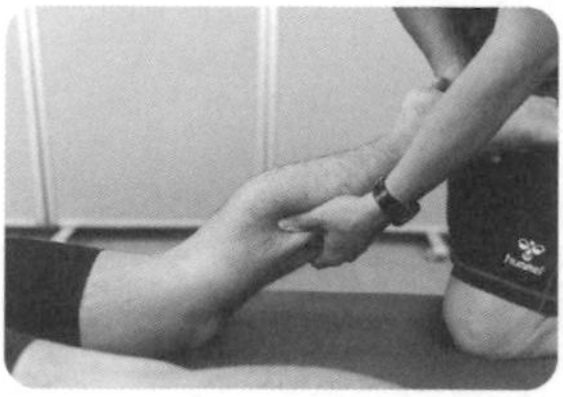

小腿後側，也就是俗稱小腿肚的肌肉，最大特色是接下來為大家介紹的二塊（腓腸肌分為內側頭和外側頭，嚴格說來是三塊）肌肉**最終合而為一，形成阿基里斯腱**。除此之外，基於形狀和走行，肌肉各有各的獨立功用，這一點真的十分有趣。舉例來說，**腓腸肌**始於股骨，因此作用於膝關節屈曲運動；另一方面，**比目魚肌**基於形狀的關係，有助於穩定腳踝。**另外還有三塊肌肉**（合稱小腿三頭肌），**彼此協調運作時便能如下頁附圖所示，確實發揮作為抗重力肌的功用**。一開頭也稍微提過，半夜抽筋、運動時肌肉痛，都是這些抗重力肌為了讓我們確實踏於地面上，在運作之餘所產生的問題。

然而實際運作的並非只有小腿三頭肌，還有頸部的胸鎖乳突肌、背部的斜方肌、臀部的臀大肌等，這些肌肉都已經陸續於本書中登場。從重力的角度來看，這些都是相當重要的肌肉。

理想姿勢的重點與抗重力肌

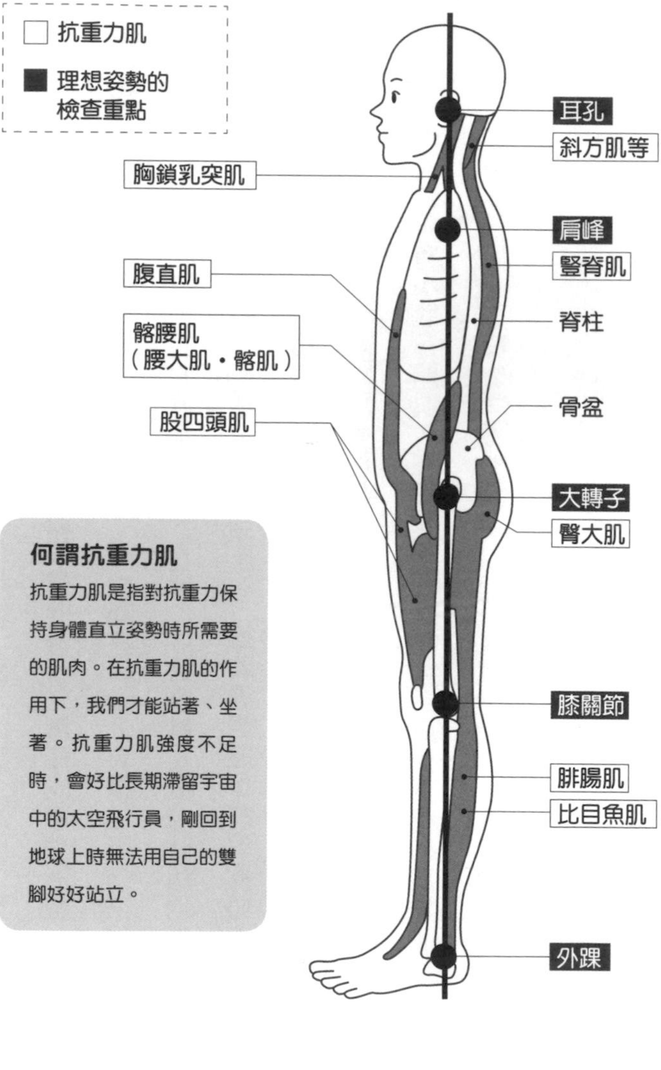

何謂抗重力肌

抗重力肌是指對抗重力保持身體直立姿勢時所需要的肌肉。在抗重力肌的作用下，我們才能站著、坐著。抗重力肌強度不足時，會好比長期滯留宇宙中的太空飛行員，剛回到地球上時無法用自己的雙腳好好站立。

小腿部位
拉伸技法
實作篇

幫助緩解小腿部位疲勞的拉伸技法

小腿部位的拉伸技法

STEP 1

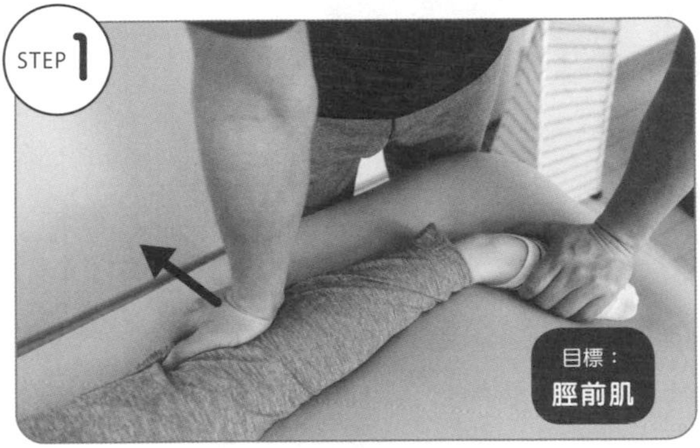

STEP 2

脛前肌為斜向走行，
拉伸時也要斜著拉

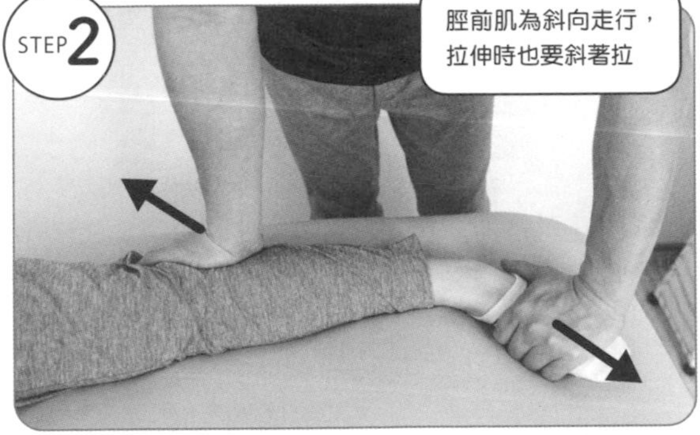

STEP 3

手指鉤在腳跟處，利用
槓桿原理進行施術治療

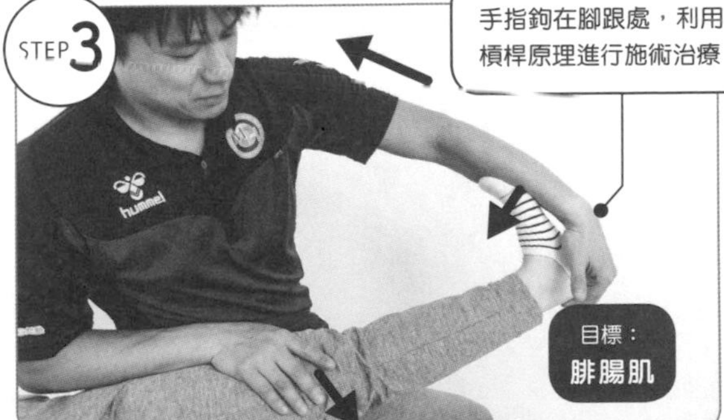

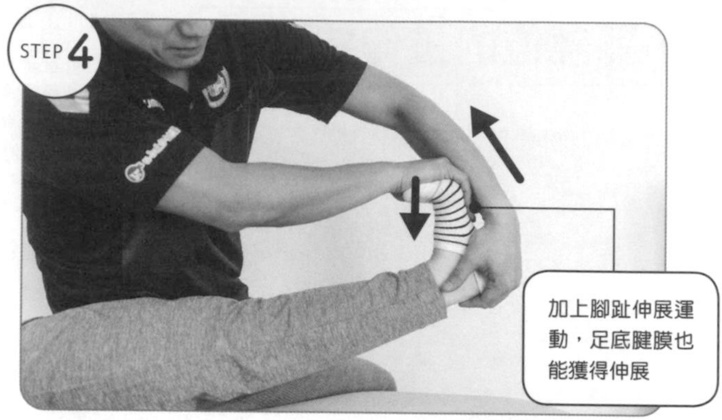
STEP 4
加上腳趾伸展運
動，足底腱膜也
能獲得伸展

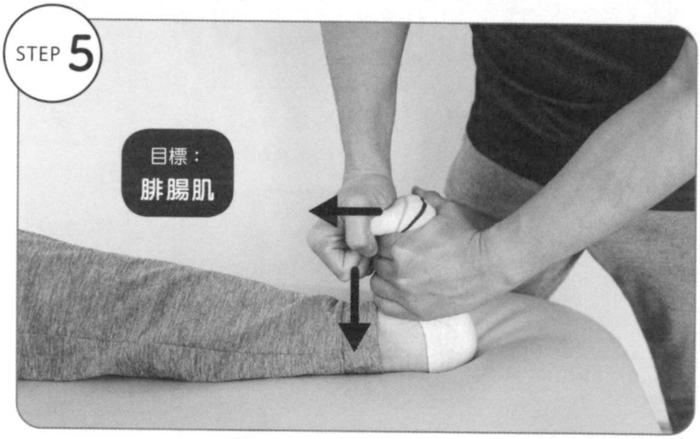
STEP 5
目標：
腓腸肌

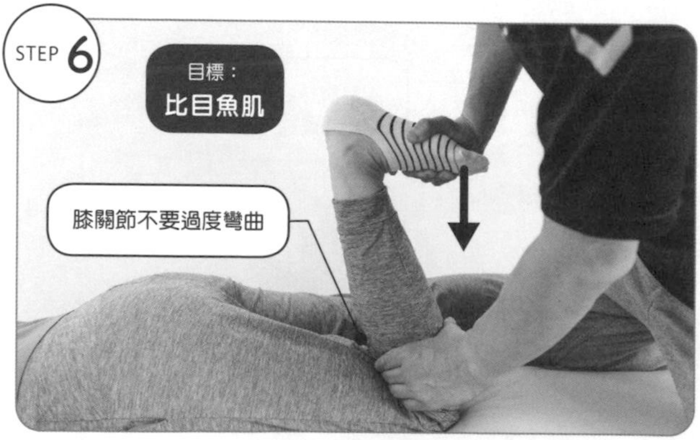
STEP 6
目標：
比目魚肌
膝關節不要過度彎曲

Advice

推拿師
使用的拉伸治療法

～小腿部位疲勞篇～

我在學生時代曾經一度沉迷於足球，但大學時在一場比賽中不小心嚴重扭挫傷，並於運動醫學骨科接受檢查與治療。醫師對我說：「扭挫傷事小，我比較擔心的是踝關節夾擊症候群（足球踝）。」

踝關節夾擊症候群是指在骨骼仍然柔軟的成長期階段，因劇烈**運動等反覆施加壓力在踝關節上，導致骨骼變形成棘狀**。從X光片中可以清楚看到脛骨、腓骨、甚至距骨都變形成棘狀。

接受治療的過程中，我還因此解開了一個人生中的大謎團。我沒有辦法做到亞洲蹲（蹲下時腳跟完全貼地的動作），原來全是因為我的腳踝太僵硬所致。阿基里斯腱僵硬、關節的骨骼排列不佳，導致嘗試各種方法之後仍舊沒有任何改善。醫師對我說：「就是因為骨骼變形，難怪無法做到亞洲蹲。而且想要持續踢足球的話，最好考慮接受削骨手術。」

本書提到許多「動作」，但動作受到限制的原因並非只有肌肉，請大家牢記，**骨骼、韌帶、軟組織等，即便施以拉伸治療也難以有十足的功效**。由此可知，我們的身體是自然產物，不可能如出一轍，如果有十個人，就會有十個樣。

我們是大自然的產物

後記

「為什麼需要推拿師？」

相信大家應該聽過「平均壽命」和「健康平均餘命」，前者是指實際能存活的預期壽命，後者是指健康身體不需依賴他人的平均預期存活年數。大家都希望能夠縮小這兩者之間的差距，但以日本人為例，二〇一〇年平均壽命為82．93歲，六年後的二〇一六年順勢延長為84．06歲，但相對於此，健康平均餘命卻僅從72．02歲微幅增加至73．47歲。

換句話說，醫學科技的進步延長了我們的壽命，但擁有健康身體的時間卻逐年縮短。

我以柔道整復師的身分踏入這個領域，經歷十年多的磨鍊成為一名「推拿師」，這個過程讓我留下極為深刻且震撼的印象。每個人都不想生病，但為了保持每個人的健康狀態，定期有所接觸的並非醫師，亦非物理治療師，而是推拿師。

我深信提升推拿師的知識和技術，肯定有助於延長日本，不，延長全世界的健康平均餘命。基於「讓推拿師成為令人嚮往的職業」的口號，我不僅成立「身體補習班線上大學」，並且積極充實推拿師的知識、技術、經營管理，以期提升這個職業的社會地位。

如果閱讀這本書的你正是一名推拿師，那真的是個奇蹟。因為在眾多行業中，你選擇成為一名推拿師，而且隨著你的自我成長，將會有更多人獲得幫助，也能進一步減輕醫療從業人員的負擔。你不覺得這是一份非常棒的工作嗎？

在未來的日子裡，唯有值得信任，具有人類獨特魅力的推拿師才能永續經營。希望這本書能幫助你成為一名這樣的推拿師，期待再相見的那一天。

上原健志

● 作者簡介

上原建志

魔術之手推拿師學院代表
解剖生理學講師
全美NSCA認證私人教練

1975年出生，成長於美國北卡羅萊納州。立教大學社會學系畢業後，進入日本體育大學醫療專門學校就讀，正式邁向醫學之路。曾服務於東京都數家整骨院、骨科、健身房，並於2006年獨立開業。隔年2007年於推拿師培育學院擔任解剖生理學兼職講師，於2008年成立魔術之手股份有限公司（Magic Hands）。
同年設立「u-bal身體補習班」，開辦推拿師培育課程，並於2014年獲得英國國際證照「ITEC」的認證，成立專責學院，至今已培育3萬多名推拿師。曾任美國大聯盟營隊訓練師，也為各個領域的運動選手、戲劇和舞台相關舞者進行施術治療。在研討會現場，也總是以有趣又簡單易懂的內容深受業界讚譽。

「魔術之手推拿師學院」詳細入學說明請參閱下方官網
https://www.magichands-ac.jp
「u-bal身體補習班」詳細講座內容說明請參閱下方官網
https://www.u-bal.com

● 監修者簡介

石井直方

東京大學榮譽教授

1955年出生於東京都。東京大學理學部學士、東京大學理學研究所碩士、博士。2020年3月之前為東京大學院教授，現任東京大學Health Dynamics學社會合作講座主任。專長為身體運動科學、肌肉生理學、訓練科學。以日本首屈一指的肌肉博士，持續專注於骨骼肌對力學環境的適應機制，以及作為活用的阻力訓練方法論、健康與老化相關議題的研究。更是推動「慢速肌力訓練」（以少量且慢速的運動達到最大的肌力訓練效果）的先驅。除此之外，積極活躍於電視和雜誌媒體上，基於運動和肌肉之間的關係，進一步解說老化與健康的獨特見解廣受眾人好評。

編　集：株式会社ピーアールハウス（志鎌和真・林陽子）
執　筆：上原健志
內文設計：株式会社ピーアールハウス

出　　版／楓書坊文化出版社
地　　址／新北市板橋區信義路163巷3號10樓
郵政劃撥／19907596　楓書坊文化出版社
網　　址／www.maplebook.com.tw
電　　話／02-2957-6096
傳　　真／02-2957-6435
作　　者／上原健志
監　　修／石井直方
翻　　譯／龔亭芬
責任編輯／王綺
內文排版／楊亞容
校　　對／邱怡嘉
港澳經銷／泛華發行代理有限公司
定　　價／350元
初版日期／2021年10月

國家圖書館出版品預行編目資料

推拿師的解剖生理&伸展教科書 / 上原健志作；龔亭芬譯. -- 初版. -- 新北市：楓書坊文化出版社, 2021.10　面；　公分

ISBN 978-986-377-714-4（平裝）

1. 推拿　2. 人體解剖學

413.92　　110012971